자석치료 (자기요법)

Magnet healing

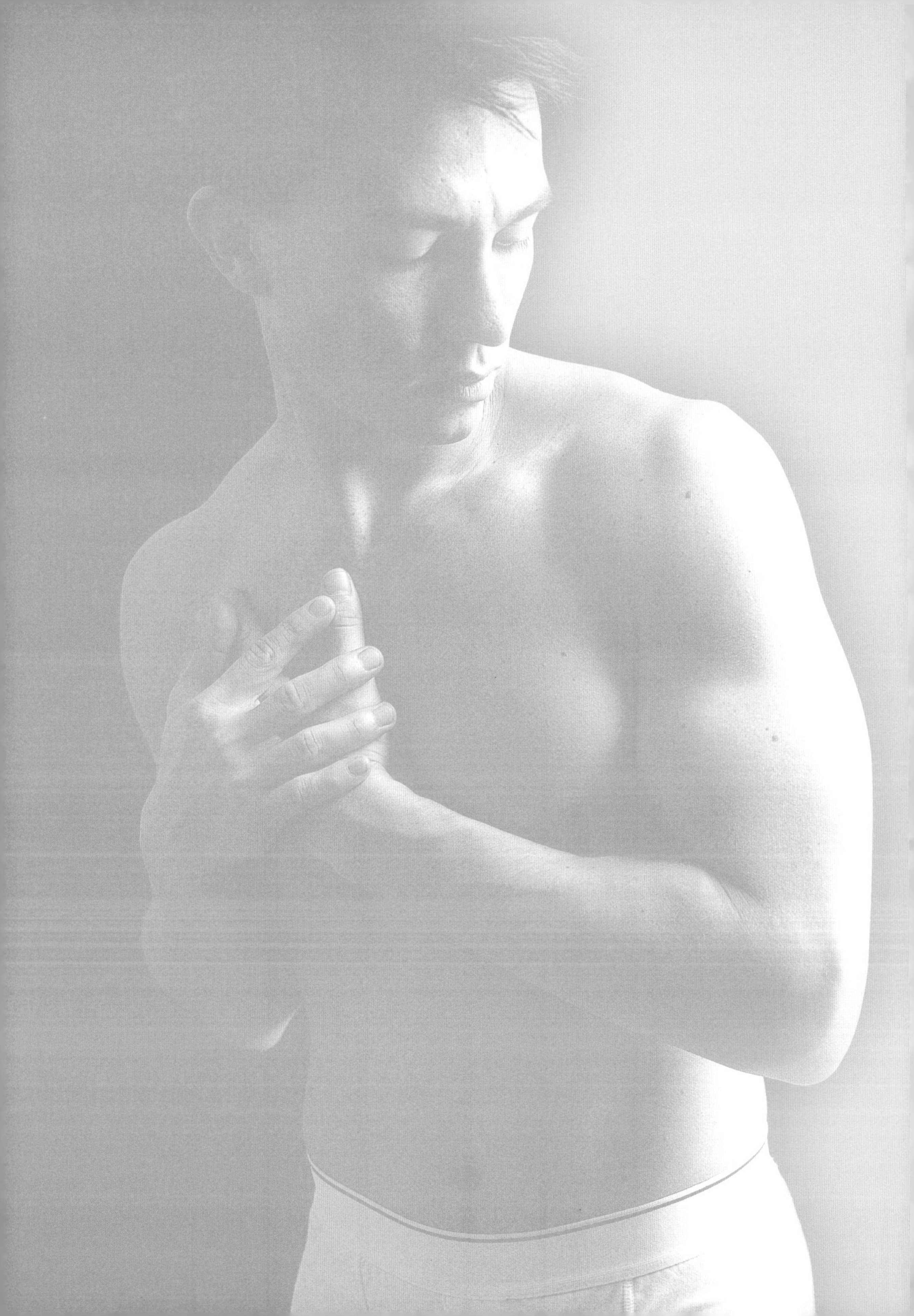

자석치료 자기요법

자기의 자연치유력을 이용하는 방법

Magnet healing

HOW TO HARNESS THE NATURAL POWER OF MAGNETISM

PETER ROSE
Photography by Laura Knox

영 문 출 판 사

■ 옮긴이 (가나다 순)

■ 노 성 규 (이학박사)
· 성균관대학교 대학원(체육학과)
· 강원대학교 대학원 체육교육과 주임교수
· 강원대학교 스포츠과학부 부장/체육부장

■ 서 현 규
· 대구보건대학 물리치료과 교수

■ 성 기 석(체육학 박사)
· 경희대학교 체육대학원(스포츠의학 전공)
· (사)한국과학마사지협회 회장
· 경희대학교 체육대학원 겸임교수

■ 오 홍 근(의학 박사)
· 캐나다 보완대체의과대학원 박사학위(Doctor of Naturopathy)
· (사)한국아로마테라피협회 회장
· 전주대학교 대체의학대학 학장

■ 조 옥 현(박사 과정)
· 경희대학교 체육대학원(스포츠의학 전공)
· (사)국제대체요법협회 부회장
· 경희대 체육대학원 대체요법과정 외래교수

MAGNET HEALING How to harness the natural power of magnetism

by Peter Rose

AN EDDISON-SADD EDITION

자석치료 자기의 자연치유력을 이용하는 방법

2007년 4월 16일 초판인쇄
2007년 4월 23일 초판발행

저　자 : Peter Rose
옮긴이 : 성 기 석 외
발행인 : 박 병 조
발행처 : 도서출판 영문출판사
등　록 : 1987년 12월 21일 제2-419호
주　소 : 서울시 강남구 삼성동 69-1
전　화 : (02)514-5590, 776-5590
팩　스 : (02)756-8943
E-mail : yeongmunsa@empal.com
정　가 : 12,000원

ISBN 978-89-7224-146-1 93510

역자서문

동서고금을 막론하고 인간은 출생 이후부터 수많은 질병에 노출되어 주어진 수명을 다하지 못하고 힘들게 병마와 싸우는 안타까운 일이 비일비재하다. 특히 현대의 급속도로 진보하고 있는 산업화 사회는 각종 공해와 환경오염을 수반 함 으로서 현대인들을 질병으로 몰고 가는 요인이 되고 있다. 이를 포함한 지구상의 모든 환경들은 인간의 연령증가에 따라 점차적으로 질병의 문제를 야기 하지만, 다른 한편으로 자연환경을 통하여 질병을 치료할 수 있는 기회를 제공해 주기도 한다.

세계의 여러 나라들이 그 나라 고유의 전통 치료방법이 있으며, 그 방법 중에는 대부분이 자연환경을 매개로한 다양한 치료법이 전해지고 사용되어지고 있다. 최근 서양의학의 발달로 수많은 질병들이 치료되고 사라져 가고 있으며 이로 인해 인류의 삶의 질을 향상 시켜준 계기가 되었으나, 국소적이고 침해적인 서양 의학적 치료 방법은 대증적 치료방법으로서 그 한계를 벗어나지 못하고 있으므로 인하여 양 의학 자체에서도 자연 환경적 기초에 입각한 전통치료와 자연치료를 포함하는 대체의학이 의료접근법의 하나로 부상하고 있다.

자기치료는 이러한 대체의학의 한분야로 수천년 전부터 여러 나라에서 효과적으로 사용되어 오고 있으며, 수많은 생명이 질병치료에 대한 많은 임상결과를 제시하고 있어서, 자기를 이용한 의료기기와 의학의 발달을 가져온 것도 사실이다. 이 책은 동양의학의 하나인 한의학의 경혈학을 기초 배경으로 한 자기치료 방법에 접근을 함으로서 자기요법을 경혈요법과 결합한 내용을 누구나 손쉽게 자가치료를 할 수 있도록 소개하고 있다.

자기요법을 일반인들이 치료목적으로 사용하기 위해서는 환자의 질환을 명확히 알고 경우에 따라서는 의사나 전문가의 도움을 받아 정확한 진단을 받는 것이 매우 중요하다. 또한 본서에서 다루는 자기요법의 적용은 일상생활에서 겪는 가벼운 질환에 국한해야 하며, 위중한 환자나 자기요법으로 해결할 수가 없는 질환인 경우는 반드시 전문 의료기관의 정확한 진단과 치료를 받는 것이 필수적임을 명심해야 한다. 그러나 가벼운 질환 특히 의사의 조력 없이도 회복될 수 있는 근육통이나 스트레스 등에는 기대 이상의 효과를 볼 수가 있다.

자기요법은 자연치료의 한 방법으로 일반인들이나 대체의료인들이 비침해적 비 화학적 방법으로 접근할 수가 있는 분야로 자리매김을 할 것이다. 특히 자기요법은 일반 치료법을 대체할 수 있는 대립관계가 아니라 자연요법의 한 방법으로써의 상호 보완적 위치에 있는 것이라고 볼 수 있다. 모쪼록 본서를 통한 독자들의 자기요법시도를 통한 성취감이 풍족하기를 기원하면서, 본서의 번역을 허락한 원저자 Peter Rose께 감사를 드리며 원고 교정 및 정리에 도움을 준 정아람 차장과 출판을 도와주신 영문출판사 박병조 사장님이하 편집부 임직원들께 감사를 드린다.

2007년 2월 역자일동

차례 Contents

소개
Introduction

자기요법은 침구학과 지압과 같이 이미 자연치료로써 확립된 치료법이며 현재 서구 사회에서 폭 넓게 인정 받아가고 있는 상황이다. 자석치료의 작용은 바늘을 사용하는 침술과는 달리 부가적인 고통 없이 통증완화를 위해 비침투적이고 비화학적인 웰빙 방식의 바늘 없는 침술로 설명할 수 있다.

가장 일반적으로 사용하는 건강치료 자석은 약국에서 구입할 수 있는 작은 원모양의 자석이다. 이것은 영구적인 자석으로 알려져 있다. 처음에 자석을 자기성이 띄도록 만든다면 그 성질을 제거해도 여전히 자기 성을 갖게 된다는 것이다. 피부 표면에 N극을 붙이도록 접착성 테이프로 만들어져 공급되어지고 있다. 자석은 피부 위 특별한 경혈자리에 붙이면 경락과 경선에 영향을 주어 기의 흐름을 증진 시키고 혈류를 개선시켜주어 기혈의 균형을 맞추어 준다. 자석밴드나 자석 신발 안창과 같은 많은 자석치료 상품들이 이용되고 있다.(p 11~13 참고)

간단히 말해 자기요법은 자가 관리가 가능하고 다른 요법과 함께 시행시 통증을 줄이고 회복시간을 빠르게 할 수 있다. 자석치료는 단지 자석의 비용만이 요구되는 저비용의 자가 치료 형태이다. 그리고 작은 상처와 일반적인 건강문제를 치료하기 위해서 의학적인 지식이 요구되지 않는다. 이 책에서는 자기요법에 필요한 모든 정보와 다양한 일반적인 질환들을 치료하기 위한 자석의 위치를 제공해 준다.

통증완화
Relieving pain

통증완화의 중요성이 간과되어서는 안 된다. 이것은 가치가 있을 뿐만 아니라 필수적이다. 어떤 환자들은 생활양식의 변화로 고통을 줄일 수 있지만 이것은 자기 자신이 그 필요성을 충분히 인식하고 충분한 자부심으로 변화하고자 하여야 한다. 그러나 통증은 자부심을 파괴한다. 그래서 치료사들은 첫째 통증을 완화 시킨 다음 통증에 대한 충분한 조사를 하고 적절하게 질병을 치료한다.

자기치료의 역사
A brief history of magnet therapy

자기요법과 자력에 대한 평가는 오랜 역사를 가지고 있다. 천연자석(본래 자성을 띤 돌)의 자기적인 속성이 기원전 600년경에 있었다고 그리스 철학자 밀레토스 탈레스에 의해 기술되었다. 하지만 자석은 현대 서구 문서에서 언급되어진 것보다 더 오래전부터 알려져 왔다. 고대 사람들은 코 안에 지남력을 가진 물건이 있어서 자신이 나침반처럼 행동할 수 있다고 믿었다. 이것이 "오직 당신의 코의 지시를 따라가는 것이 최선이다"라는 말의 유래일 수 있다.

고대 중국인들은 경락(Meridian) 주위를 흐르는 체내 에너지인 기의 흐름을 향상시키기 위해 대부분 자석의 성질을 가진 물질이나 자석을 사용했다. 어떤 기록에서는 2세기 때 중국선원들이 항해를 할 때 자석을 사용했다고 주장한다. 힌두교의 신성한 고대문서인 바라문교 성전에서는 자석이 출혈을 막기 위해 사용되었다고 하며 클레오파트라는 그녀의 전설적인 미모를 유지하기위해 작은 자석을 이마위에 붙였다고 한다.

그 후 16세기 유럽에선 스위스의 연금술사이자 의사인 페라셀수스(Paracelsus)는 다음과 같은 말을 했다. "자석은 좋은 점들을 가지고 있고 그중 하나는 인간의 체액의 물질의 자력의 힘으로 끌어당긴다." 그러므로 자석은 체내나 체외 병, 장기나 자궁의 염증, 궤양 등에 유용하다.

동시대 의사 윌리엄 길버드는 엘리사베스 1 여왕을 자석으로 치료 했다는 소문이 있다. 그 후 18세기가 지나 스위스에서 의사 프렌츠 메스미는 치료목적으로 자석을 실험하였다.

의사 사무엘 하네만이 치료방법으로 자석사용을 주장했고 근래 1862년에는 루이 파스퇴르가 지구의 자장이 식물의 성장에 긍정적인 영향을 미친다는 것을 발견 했다.

오늘날에는 MRI, 초음파치료기와 같은 전자기 장치가 병원에서 흔하게 사용되고 있다.

우리는 천연 자석 시대로부터 자기와 함께 오랜 시간을 지내왔지만 자기는 여전히 더 진보적인 의학적 발명의 기초가 되고 있다.

자기장은 무엇인가?
What is magnetism?

자기는 늘 우리 삶에 영향을 미치는 힘이자 에너지이다. 이것은 물리적으로 연결되어 있지 않아도 물건을 움직이게 하는 능력이 있다.

예를 들어, 지구는 해와 달처럼 거대한 자장을 가지고 있다. 바다의 조수는 달과 지구 자장의 상호작용으로 발생한다. 최근 조사에서는 나비가 이동시 길을 찾기 위해 선천적인 지남력인 자석나침반을 사용한다고 한다. 매년 모나크 나비들은 미국에서 번식 후 겨울을 지내기 위해 멕시코로 4000Km(2500마일)을 날아간다. 그러나 그들이 만약 뒤바뀐 자력에 노출되면 옳은 방향으로 날아갈 수 없을 것이다.

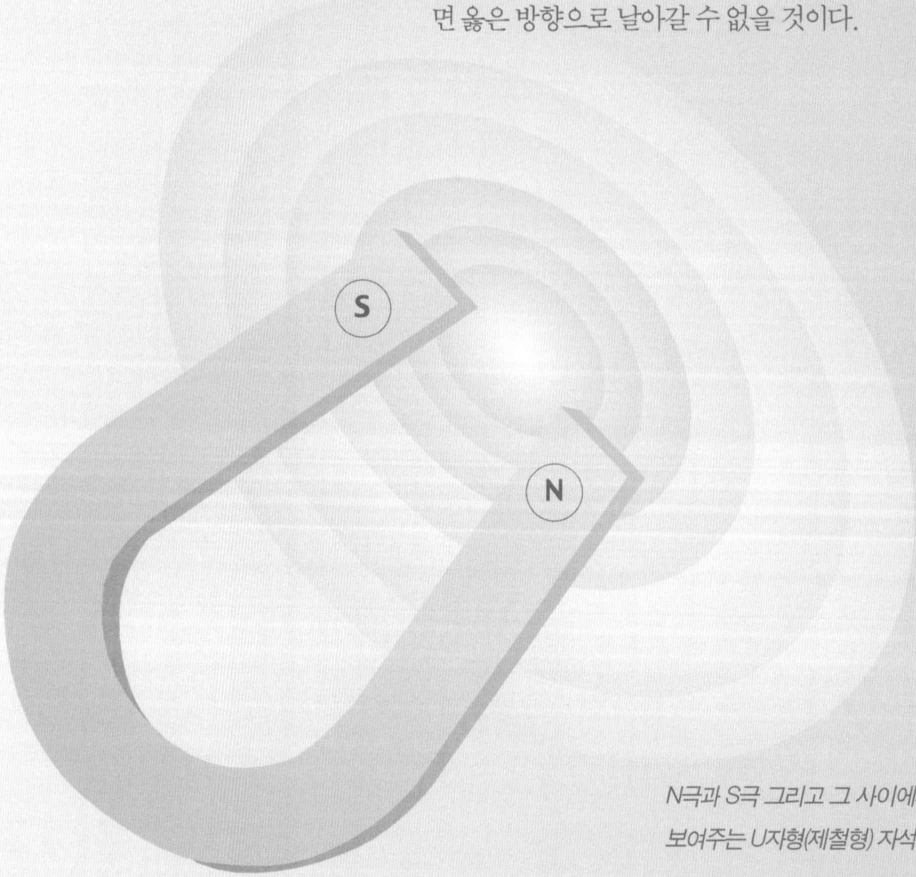

N극과 S극 그리고 그 사이에서의 에너지 흐름을 보여주는 U자형(제철형) 자석

자기장의 효과

The effects of magnetism

자석은 자기유도를 쓰는 힘 즉, 자기장을 만들어낸다. 이것은 떨어져 있는 물건을 자석 쪽으로 혹은 멀리 움직이게 한다. 이것은 접촉하고 있는 물건을 밀어내거나 끌어당긴다는 의미이다. 자기력은 물질 내 분자들을 보통보다 더 정렬된 방식으로 만든다. 이것은 군대 근위병과 다루기 힘든 군중이 행진하는 차이와 같다.

각각의 분자가 순차적으로 정렬된다. 대개 인접 물질들은 삭삭 다르지만 자기장이 있으면 각각이 연계되어 한 방향으로 도열하게 된다. 예를 들어, 철 막대기에서 자기력은 그 전체를 자성이 띠도록 한다. 우리 몸의 중요한 경혈자리에 작은 자석을 놓음으로써 정렬시키는 힘으로 원래의 치유력을 향상시키고 여러 가지 문제로 발생하는 물리적 통증을 완화 시킬 수 있다.(p 42-101 참조)

자기의 극성

Magnetic poles

자기의 극은 막대나 U자형 자석 중 외부 자장이 강한 자석의 끝부분이다. 막대자석이 허공에 매달려 지구자장의 영향을 받으면, 그것은 남 · 북 쪽으로 놓이게 된다. 북쪽을 향하고 있는 극을 북극(N)이라고 하고 남쪽을 향하고 있는 극을 남극(S)이라고 한다.

S극을 다른 S극에 가깝게 하려고 하면 자석들은 서로 밀어내려고 한다. 그리고 N극을 다른 자석의 S극에 가까이 대면 이 극들은 서로 붙으려고 할 것이다. 에너지는 자석의 한 쪽 끝에서 다른 쪽 끝으로 흐르고 그 주변을 흐른다. 막대 자석을 두 쪽으로 자른다면, 두 개의 다른 자석이 되면서 각각의 N극과 S극을 갖는다.

자력 측정

Measuring magnets

건강관리 자석은 다양한 힘의 범위 안에 있으며 대개 가우스와 제곱미터당 테슬라(1테슬라=10,000가우스)로 측정된다. 가장 유용한 자석치료는 500에서 15,000가우스 사이이다. 자석을 측정하는 쉬운 방법은 다른 자석을 집어 올릴 수 있는 무게로 비교하는 것이다. 자기요법에서 요구하는 자석의 힘은 상처의 심각성과 여러 요인에 따라 다양하다. 자석은 매우 강력한 치료기이며 강한 자석은 골절된 뼈의 치료를 돕기 위해 치료 전문가들이 사용할 수 있다.

두 개의 다른 자석의 극 사이에 힘을 가하는 자기력은 '역 제곱의 법칙'을 따른다. 두 개의 다른 자석의 극 사이를 두 배로 하면 그 힘의 정도는 1/4로 줄어든다. 이러한 원칙을 자석치료에 적용하면 자석이 몸에서 더 멀어질수록 자기력이 상처부위에 가하는 힘은 줄어든다. 일례로 500가우스 자석이 피부표면에 가깝게 있는 혈관에 영향을 주는데 유용하다면 몸 안쪽 깊은 곳을 치료 하는 데에는 더 강한 자석이 필요하다.

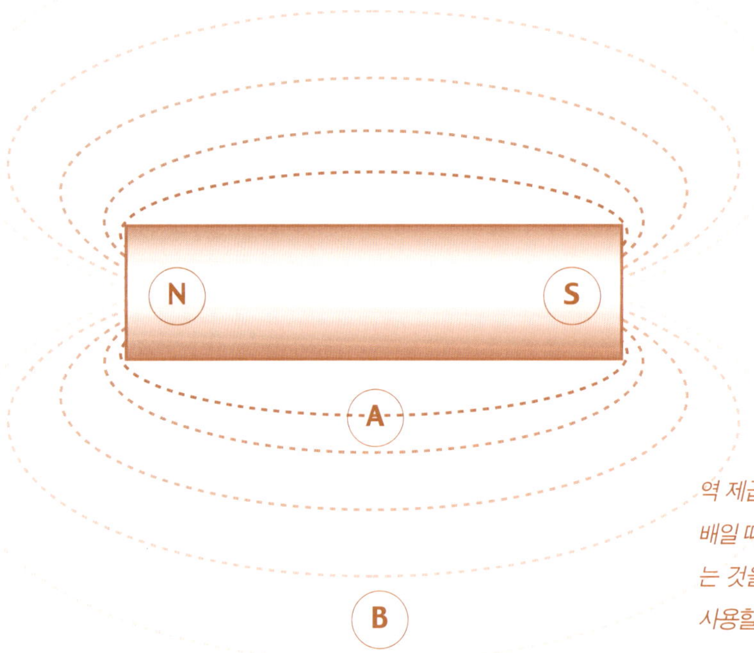

역 제곱의 법칙은 자석과 물건 사이가 두 배일 때 (A부터 B), 그 힘이 1/4로 줄어든다는 것을 보여준다. 이 법칙은 자석치료로 사용할 때 또한 마찬가지이다.

전기와 근육

Electricity and muscles

전기와 자기는 근접한 관계가 있다. 이러한 관계가 자기요법에 사용된다. 전선을 따라 흐르는 전기는 전선 주변에 자장을 생기게 한다. 또한 자석이 전기코일 안쪽에 회전하고 있다면 그 전선에 전기가 생성된다. 어떤 물질을 전기발생기로 만들려고 하지만 어떠한 물질이든 자장과 전기충격(electrical impulses)사이의 관계는 항상 존재한다. 최초의 실험 중 하나는 적은 전류를 개구리 다리 근육에 통과 시킬 때 다리가 경련을 일으키는 것은 그 근육에 전기가 있다는 것을 확증하는 것이었다.

간단히 말하면, 근육은 튜브 같은 섬유 조직들의 조합이다. 섬유조직들은 빽빽하게 꽉 찬 길고 얇은 수축성 있는 세포로 구성되어 있다. 각 섬유의 묶음은 근막이라고 불리는 조직덮개로 덮여있고 각 근육은 피하근막이라고 불리는 조직에 의해서 분리된 몇 개의 섬유조직으로 구성된다. 이러한 묶음 안에는 혈관들과 신경들이 있다. 전기충격을 신경에 따라 움직이도록 함으로써 뇌는 근육에 신호를 보낸다. 근육 수축을 유지하기 위해서는 1초에 40개의 신경 충격이 요구된다. 즉, 1분에 2,400개의 전기충격을 말하는 것이다.

혈관은 근육이 작업을 하고 노폐물을 버리게 하기위한 필요한 화학작용을 하게한다. 그리고 신경은 일을 끝내게 할 수 있는 전기배선 회로이다. 몸 안에 있는 전기는 신경을 통해 빠르게 신호를 보내는 특별한 세포 안에서의 화학적 상호작용에 의해서 발생한다. 몸 안에 있는 모든 세포 안에는 체액의 분자들이 있다. 이것은 일반적으로 서로 비교했을 때 구성(방향)이 무작위하게 있지만, 자기력은 그들을 순서 있게 정렬시킬 수 있다. 자석은 신경과 혈관 안에 있는 혈액 분자를 정렬시키는데 영향을 미친다. 이 혈액 분자는 신경을 따라 흐르는 전류를 증가시키고 근육을 움직이게 하는 반응 시간을 빠르게 한다. 증진된 혈류는 근육으로부터 에너지 운반과 노폐물 처리를 향상시킨다(p 35-39 참고).

자기치료
Healing magnets

건강을 목적으로 사용할 수 있는 몇몇의 자석들이 있다. 여기에서는 가장 일반적인 종류들로 그 사용법과 함께 설명한다. 또한 자석이 청각 이식 물과 같은 모든 전기기구에 영향을 미칠 것이라는 것을 잊지 말자. 자석은 신용카드를 포함해서 자기데이터 저장장치에도 영향을 주기 때문에 조심해서 사용을 해야 한다.

주의사항

인공 심장박동 조절장치에 의존하고 있다면, 자석 사용을 결코 해서는 안 된다.

작은 점모양의 자석
Small spot magnets

가장 일반적으로 사용되는 건강관리 자석은 500에서 1,800 가우스 사이의 작은 spot(점)자석이다. 전문점에서 구입 가능한 범위는 더 크지만 가장 일반적이고 유용한 것은 1000가우스이다. 이러한 자석은 대개 피부에 N극이 닿도록 접착성 테이프로 디자인되어 공급되고 있다.

국소혈액순환 증진이 필요한 곳에서 많이 사용된다. 출혈이 없는 경련, 혹, 멍에도 사용될 수 있다. 또한, 삐었을 때와 인대가 늘어났을 때 그리고 편두통과 두통에도 유용하게 쓰일 수 있다. 조사에 따르면 많은 편두통이 뇌의 혈액부족과 관련되어 있다고 한다. 그래서 작은 자석을 p 42-101과 같이 붙이면 위와 같은 경우에 효과적이다. 작은 점(spot)자석은 대개 급성에도 사용될 뿐 아니라 만성적인 경련을 위해서도 사용된다. 간단하게, 아픈 부위의 중앙에 자석을 붙인 후 더 많은 점(spot)자석들을 그 자석주위에 붙여 두면 회복률을 증진시킬 수 있을 것이다.

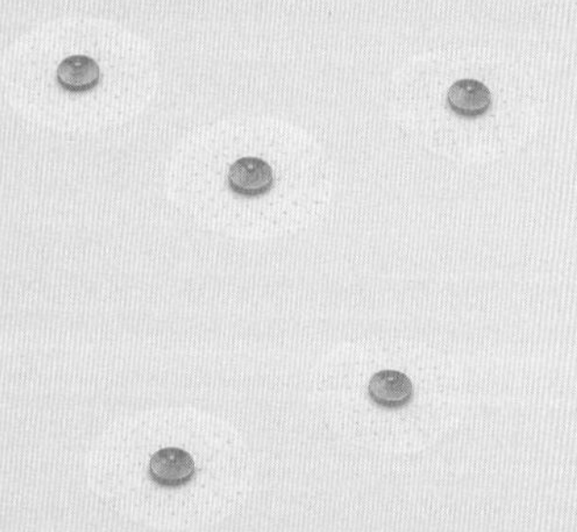

일반적으로 1000가우스 정도의 작은 스팟자석이 자기치료에 쓰인다.

큰 자석
Large magnets

큰 자석은 전신에 흐르는 기에 영향을 주려고 할 때 사용한다. 그러나 큰 자석도 자장을 몸 안쪽 깊이 보내려할 때는 한정된 힘을 가지고 있다. 매우 강력한 자장은 위험해서 이러한 큰 자석은 엄선된 숙련가에 의해서만 주의

깊게 사용을 해야 한다. 더 작은 점 자석들은 심장박동 조절장치나 다른 전기 수명보조 기구를 가지고 있지 않다면 안전하다. 그리고 이것은 큰 하나의 자석을 사용하는 것만큼 효과적이다.

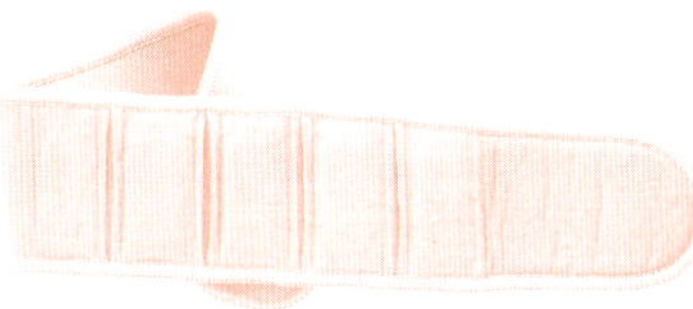

머리밴드처럼 몸의 특정한 부위를 위해 디자인된 자석밴드는 사용하기 쉽다.

자기밴드

Magnetic bandages

자기밴드와 띠, 그리고 자석 허리밴드와 자석 지지대는 손상된 부위에 치료영양소의 흐름을 증진시킨다. 그러나 상처부위의 출혈이 완전히 정지된 후 사용하는 것이 좋다. 회복된 조직(상처)은 원상태로 완벽하게 회복되기 어렵기 때문에 약해진 부분을 강화하기 위해서 사용되기도 한다. 과거에 통증이 있었던 곳 특히, 무릎, 허리, 팔꿈치, 그리고 어깨 등에 사용하는 것도 유익하다.

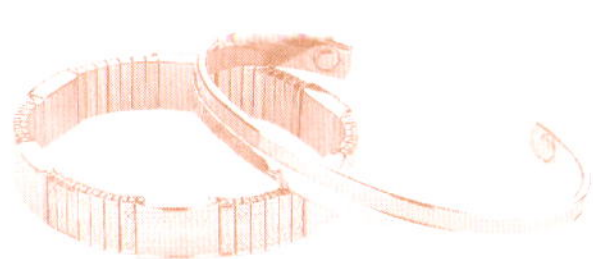

자석팔찌는 경혈에 압력을 가함으로써 차멀미에 일반적으로 사용된다.

다른 자석들

Other magnets

자석이 내장된 머리밴드는 두통을 완화시키기 위해 정확한 자리에 놓여진 점)(spot) 자석과 함께 사용 할 수 있다. 자석 귀고리는 각 귓불에 놓인 두 개의 자석이 서로 끌어당김에 의해서 치료의 효과를 얻을 수 있다.

자석 팔찌는 차멀미를 위해 아주 효과적이지만 정확한 지점에 자석을 두는 것이 중요하다.(p 98, 99참고) 팔찌가 너무 느슨해서 손목 주변에서 움직이지 않도록 해야 한다. 삐었거나 부담을 주었을 때는 지석지지대가 있는 붕대를 사용한다.

자석구두 안창은 반사학 원리에 따라 안창 위 특별한 지점에 자석에너지가 작용함으로써 사용되어진다. 이러한 안창은 다양하며, 서로 다른 위치와 자석의 힘을 갖는다.(자석상품 제조업체 페이지 109 110참고)

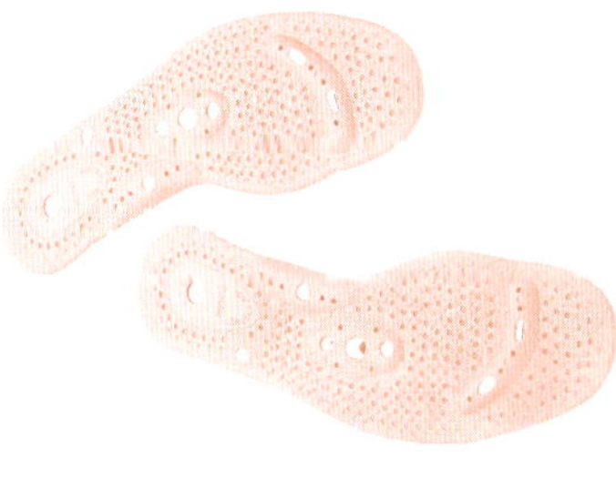

구두 안창 위 자석으로 반사학 지점에 미치는 압력은 병을 치료하기위해 사용될 수 있다.

자석 메트리스나 베개는 휴식하는 동안 혈류나 근육이완에 도움을 준다. 그리고 만성적인 병의 완화나 일반적인 질병의 회복을 위해서 사용하는 것이 좋다.

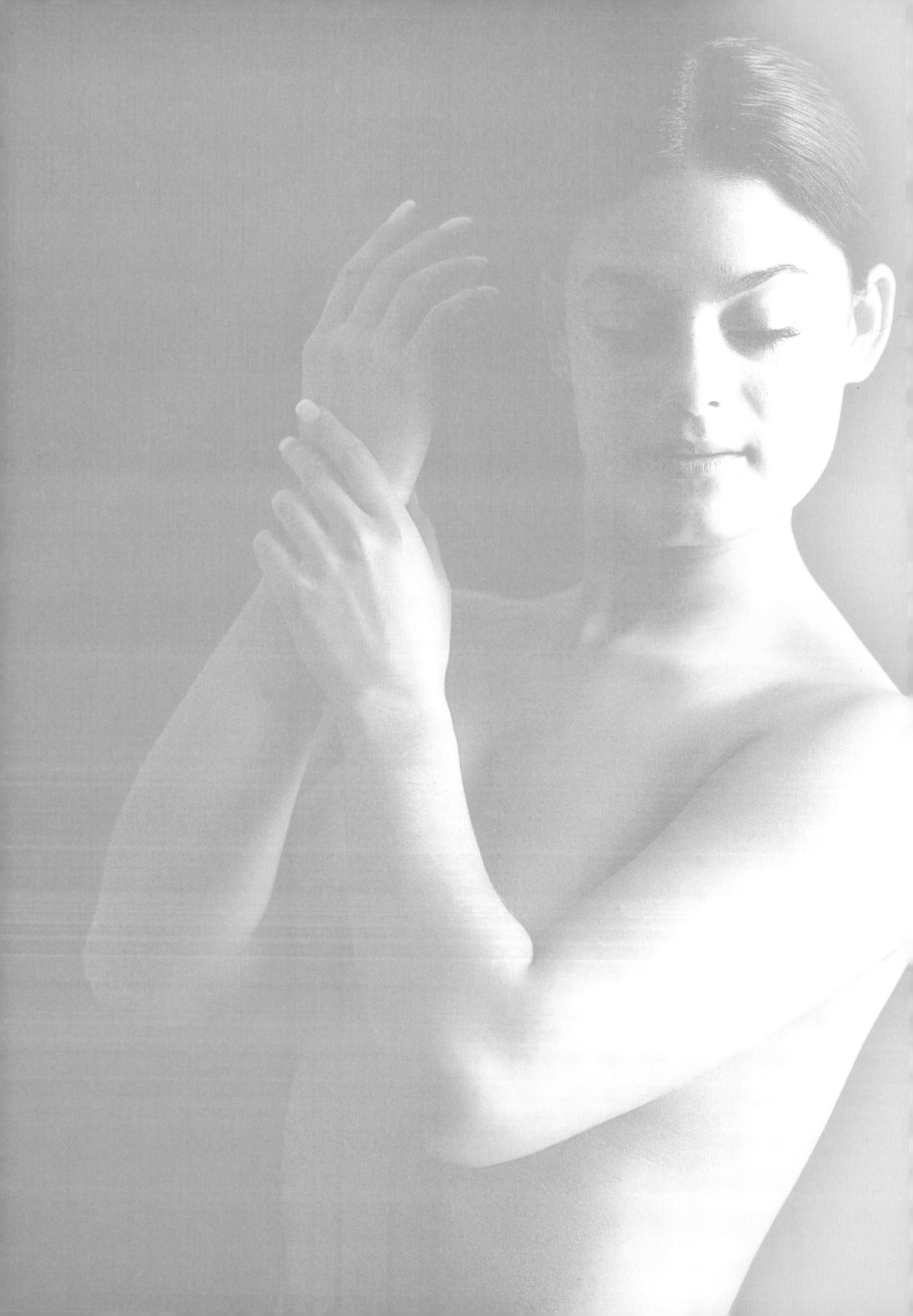

제 1 장 | 자기치료는 어떻게 작용하는가

How manget therapy works

이번 장에서는 상처와 신체의 허약한 부분이 빠르게 회복되기 위해 자석을 어떻게 사용하는지에 대해 설명한다. 건강을 위해 자석을 사용하는 데는 두 가지 방법이 있다. 자석은 지압이나 반사 학처럼 경혈에 꾸준히 사용하거나 혈류증진을 위해 사용하는 것이다.

몸 위의 특별한 지점에 작은 자석을 사용함으로써 경락을 순행시켜 기의흐름을 원활하게 한다. 경락은 몸 전체를 흐르는 기의 통로이다. 경락이 막혔을 때, 기의 흐름이 원활하지 않으며 그 결과 질병이 발생한다. 12개의 경락을 따라 경혈 점 위에 자석을 사용함으로써 일반적인 질병이 치유될 수 있다. 이 장에서 말하는 경혈은 침구치료에서 사용하는 것과 동일하다. 그리고 이것은 고대로부터 내려오는 전통적인 한의학의 일부분이다.

자석이 사용되는 두 번째 점은 혈류증진이다. 자석은 혈세포안에 있는 분자를 정렬시킴으로 몸 안에서 그 분자들이 쉽게 움직이도록 반는다. 다음페이지에는 일반적인 병에 의해서 발생하는 불안과 통증을 완화시키는 데 도움을 주는 자석의 사용법에 대해 간단히 보여준다.

자석을 사용하는 시기
When to use magnets

이 책에서 설명하고 있는 대부분의 치료는 작은 자석을 사용한다. 경혈위에 자석을 붙이는 것은 기(p 22-24)와 혈(p 35-39)의 흐름을 증진시킨다. 더 큰 자석을 사용하는 것은 몸 안 에너지의 전체 균형에 영향을 준다.(p 41-42). 그리고 자기화된 물을 사용하는 것은 혈액과 같은 체액의 흐름을 바꾸어준다.

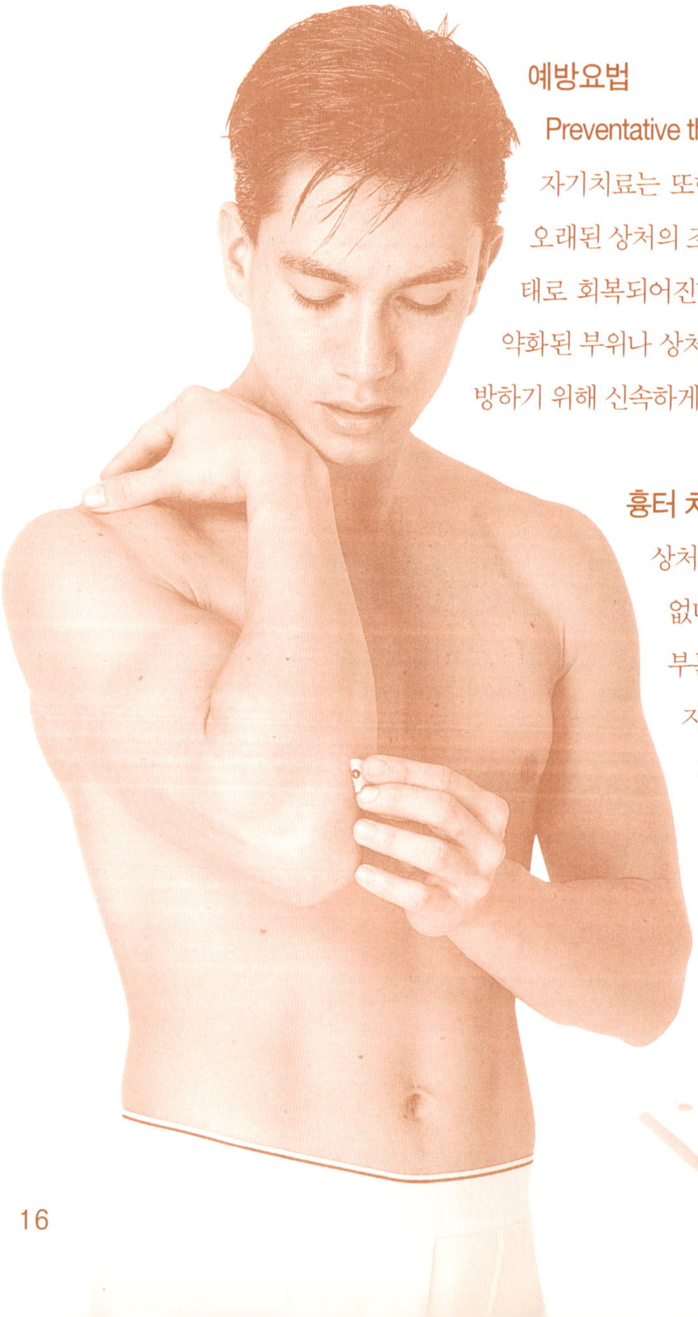

예방요법
Preventative therapy

자기치료는 또한 질병의 예방요법으로도 쓰일 수 있다. 오래된 상처의 조직은 단지 원래 조직의 60~70%만큼 원상태로 회복되어진다. 그러므로 스스로 느끼고 있는 신체의 약화된 부위나 상처부위에 통증이나 기타 다른 문제들을 예방하기 위해 신속하게 자석을 붙여 준다.

흉터 치료 Healing scars

상처부위가 잘 아물고 적어도 7일 동안 출혈이 없다면 자석을 흉터위에 계속 붙여놓는다. 부분적으로 회복된 상처에는 자석을 사용하지 않지만 상처가 회복되고 완전히 치료가 된 흉터 조직에는 자석을 사용할 수 있다. 흉터 조직에 자석의 사용은 흉터의 정도를 줄이면서 피부의 재생을 촉진시킨다고 알려져 왔다.

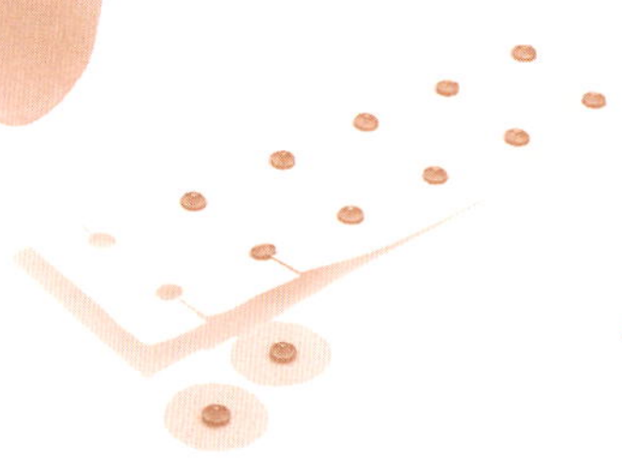

작은 자석은 일반적인 병을 치료할 수 있다.

주의사항

contraindications

심각한 질병이나 만성적인 질병, 특히 수일간 계속되는 급성질환의 경우에는 자기요법을 시행하기 전에 먼저 의사에게 자문을 구하는 것이 좋다. 또한 몸 안의 심장박동조절장치나 기타 다른 전기보조장치를 이식한 경우 자석을 사용해선 안 된다. 강력한 자석은 시계와 같은 모든 움직이는 전자 기구에 영향을 주며 신용카드 등 자기테이프에도 영향을 줄 수 있다. 특별히 파열된 피부나 반점 위에는 접착식 형태의 자석을 이용하지 않는다. 접착시트나 자석위에 코팅한 것들이 경우에 따라서 알레르기 반응을 일으킬 수 있기 때문이다.

이로 인해 피부가 자극을 받았거나 염증이 생겼다면 자석을 제거하고 그 부위를 따뜻한 물과 비누로 씻어낸다. 이러한 문제는 바로 없어지지만 3일 이상 지속된다면 의사의 지시를 따라야 한다.

사용방법

Avoiding embarrassment

자기치료 시 자석을 눈에 보이는 곳에 붙인다면 외관상 보기가 난처할 수도 있을 것이다. 따라서 그러한 부분에는 혼자 있을 때나 밤에 붙이는 것이 좋으며 보이지 않는 곳은 그대로 두어도 좋다.

후에 자석을 제거한 후 접착테이프 자국이 피부에 남으면 비누와 물, 화장제거제로 제거할 수 있다. 자석 주변이 부위가 염증이 생기고 가려우면 자석을 제거한다. 염증 부위나 가려운 곳, 또는 손상된 피부부위에는 자석을 사용하지 않는다.

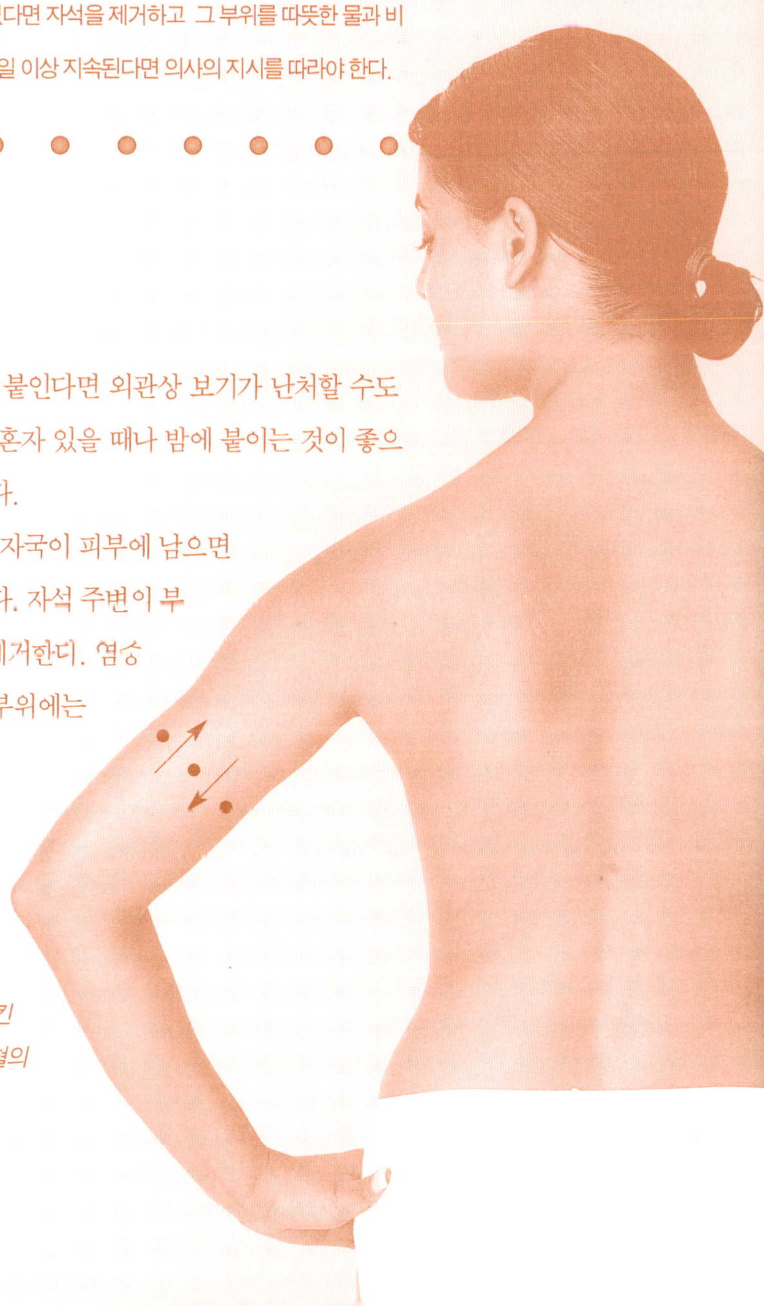

상처와 심장 사이 사지(팔다리)주위에 자석고리를 두면 혈류와 에너지 흐름을 증진시킨다. 이 그림이 심장 쪽과 바깥쪽으로 흐르는 기혈의 흐름을 보여준다.

경락
The meridians

경락이란 우리 몸 주위를 순환하는 에너지(기)의 경로 또는 통로이다. 이러한 경락들은 서로 어떻게 연결되어 있는 지를 보여 지지 않지만 처음 경락 도를 그린 고대 중국인은 이러한 경락들이 몸 주위를 연속적으로 흐르면서 서로 규칙에 의해 연결되어 있다고 이해했다. 몸이 붓거나, 통증, 경직, 융기 등의 건강상의 문제는 에너지(기)의 흐름을 방해한다. 시아추(일본식 지압), 반사 학, 침술 학 그리고 다른 건강요법들 모두 경락의 원칙을 이용한다.

기본 침술학 이론에서는 12정경(twelve major meridians), 기경8맥(an extra eight channels) 그리고 십오락맥(fifteen collaterals)이 있다. 자기요법에서는 전통적인(classical)경락인 12정경(폐, 대장, 위, 비장, 심장, 소장, 방광, 신장, 심포, 삼초, 담, 간) 그리고 기경8맥의 이론에 따른다.

경락은 간단히 몸 한 쪽 부분으로 표현되지만 모든 경락은 몸 양쪽에서 대칭으로 흐르고 있다. 그러므로 자석으로 치료할 때에는 좌우 양쪽으로(대칭부위) 상응하는 곳에 자석을 사용을 한다.

에너지(기)가 어떻게 경락을 통해 흐르는가

폐경 → 대장경 → 위경 → 비경 → 심경 →소장경 → 방광경 → 신경 → 심포경 → 삼초경 → 담경 → 간경 그리고 폐경으로 연결된다.

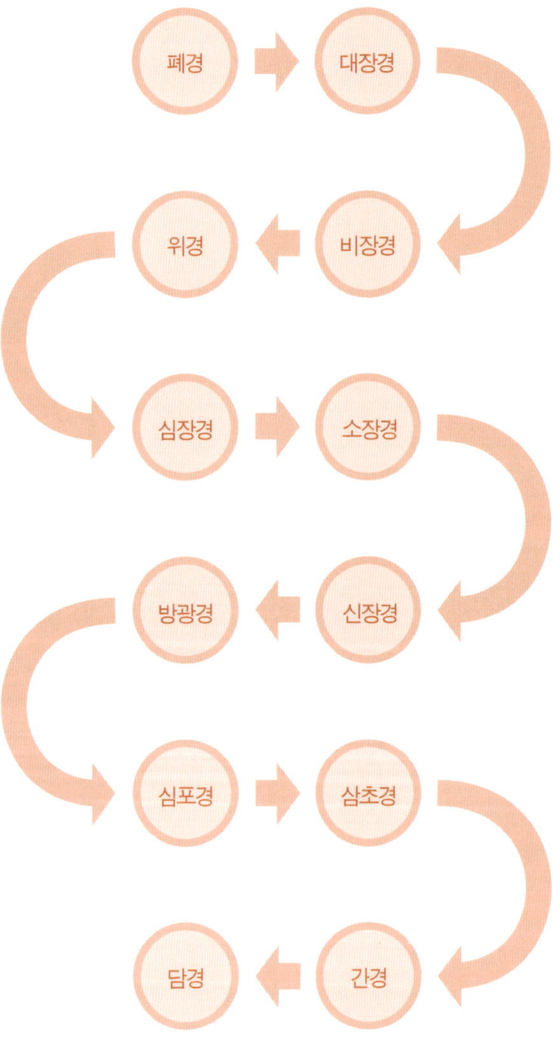

각 경락은 그것의 에너지(기) 흐름과 관련된 장기 뒤에 이름을 붙였다. 기본적인 장기들은 익숙하지만 비장경, 삼초경, 독맥 그리고 임맥에 대한 설명은 이해를 도울 것이다.

심포

Pericardium

심포는 심장주위에 있는 얇은 막이다. 이것은 작은 양의 체액을 가지고 있으며 심장이 박동을 할 때 심장과 폐, 그리고 늑골 사이의 마찰을 막는다. 따라서 이것을 '심장 수축근(heart constrictor)' 그리고 심장 조절기(heart govemor) 경락이라고도 한다. 심포경은 팔 안쪽 아래로 흐르며 심장질환, 심계항진, 불안증, 정신장애를 치료할 때 이용한다.

삼초경

Triple heater

삼초는 'triple warmer' (몸의 모든 부분을 따뜻한 에너지)로도 표현되며 에너지(기)를 생산하고 운반하는 신체적인 장기라기보다 기(body's energy system)의 기능이다. 이것은 상초(upper burner) (가슴, 심장, 폐를 덮고 있는 경락부분), 중추(middle burner)(횡경마과 배꼽부위), 그리고 하초(lower burner)(배꼽아래 부분)로 나눠어 진다. 복부팽창, 부종, 귀머거리, 이명 그리고 충혈을 치료할 때 사용한다.

임맥

Conception vessel

임맥은 몸 중앙선을 따라 위쪽으로 움직인다. 독맥과 같이 이 맥도 항문과 생식기 사이의 회음부에서 시작하여 생식기, 배꼽 등을 지나 코와 입술사이의 인중으로 올라간다.

독맥

Governing vessel

이 경락도 삼초와 같이 신체의 장기라기 보다 기(에너지)의 기능이다. 독맥은 등 뒤 중앙선을 따라 머리위로 경락이 흐르며 혀를 입천장으로 밀어 넣었을 때 임맥과 만난다. 이 경락도 회음에서 시작하여 회음에서 끝난다. 머리와 하복부 사이를 연결하는 이 경락은 몸의 중심이며 기에서 가장 중요한 부분이기 때문에 독맥이라고 한다. 그러나 자석요법에서는 사용할 때 제한을 하고 있다.

여기 그림들은 12정경과 임맥, 독맥의 흐름과 위치를 보여주고 있다. 좀 더 자세한 그림은 24~32 페이지에서 설명을 할 것이다.

몸 전체를 흐르는 기(Energy), 경락은 한쪽 경락에서 다른 경락으로 흐르며 몸 전체를 순환한다. 예를 들어, 간경이라고 하면 특별한 시간대에 간경으로 흐르고 있는 기의 한 부분이다. 이것은 간에 있는 유일한 기가 아니며 몸 전체를 순회하고 있는 경락의 흐름(기의 흐름)의 한 부분이다. 경락과 경혈은 우리 몸의 좌우 대칭으로 위치해 있지만 단지 여기서는 한쪽 부분만 보여주고 있다.

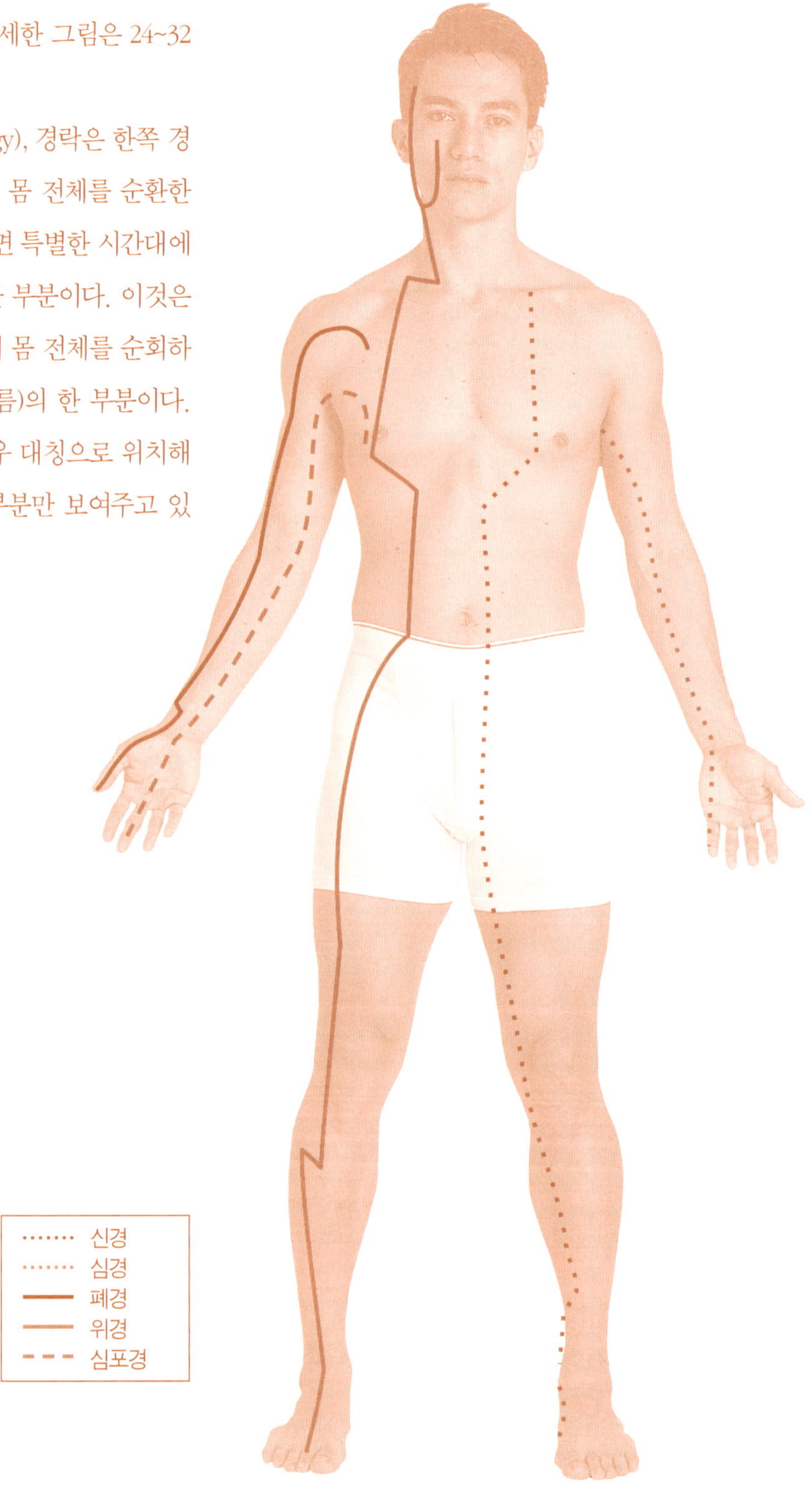

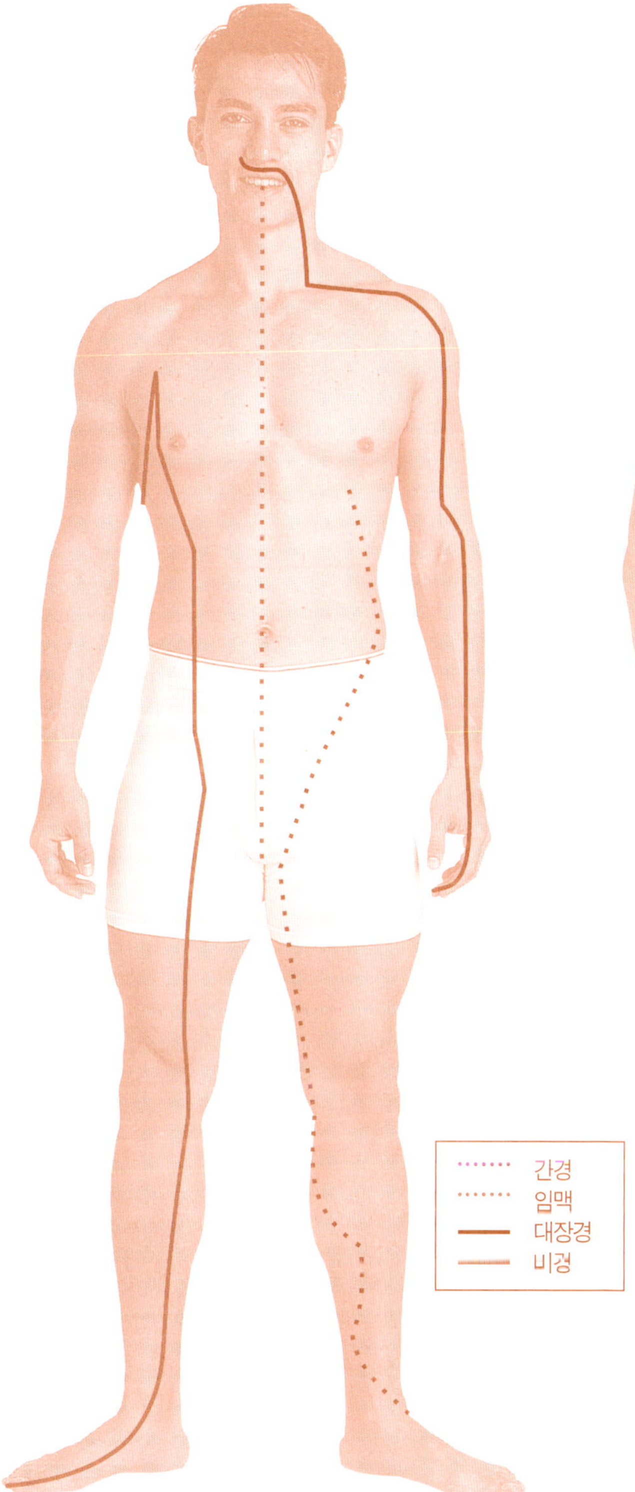
간경
임맥
대장경
비경

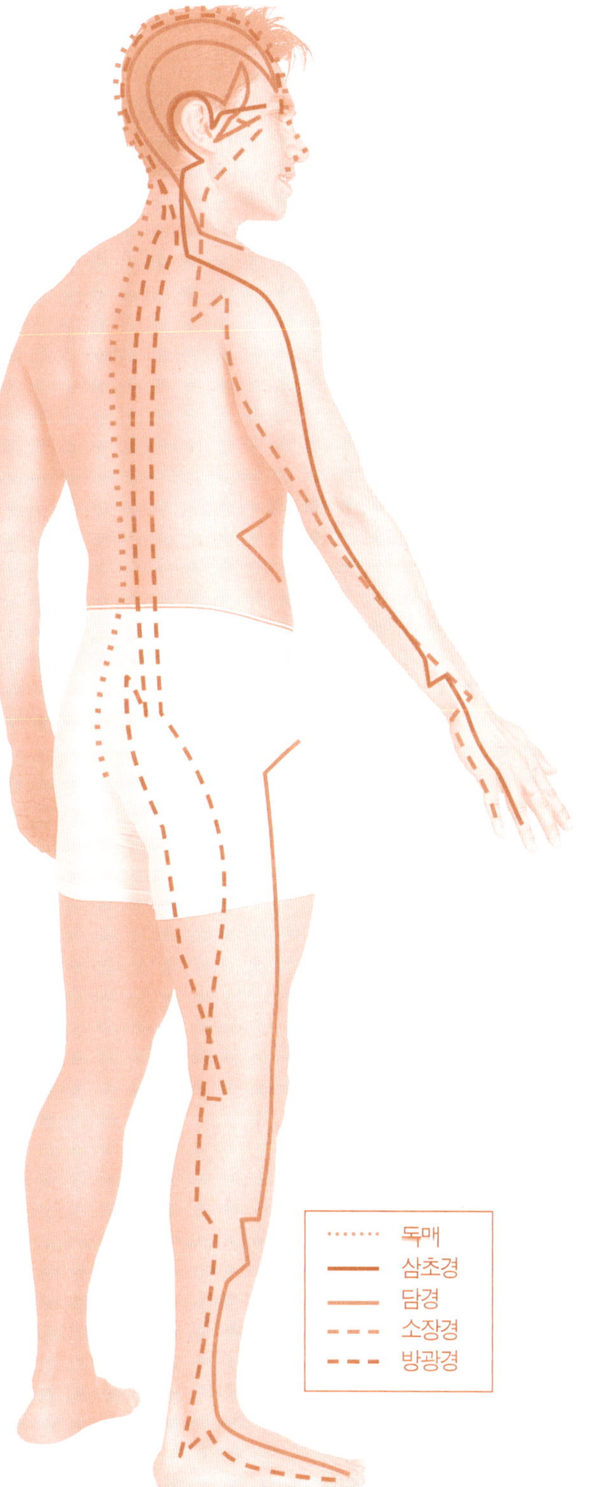
독매
삼초경
담경
소장경
방광경

기의 흐름
Energy flow

고대 중국인들은 기나 에너지가 세부분으로 나누어져 있다고 믿었다. 첫 번째는 우리가 태어나면서 가지고 있는 에너지(기)이며, 두 번째는 부모님으로부터 받는 에너지로 주변사람들의 사랑과 긍정적인 감정에 의해 보충되고 증가되어지며, 고통이나 나쁜 경험과 같은 부정적인 감정에 의해선 이 에너지가 줄어든다. 세 번째는 음식이나 공기로부터 얻는 에너지로 우리 주변에 있는 물질계로부터 얻어지는 환경적인 것이다.

다른 각도로 이러한 에너지를 생각한다면 첫 번째 형태는 육체를 유지하기 위해 요구되어지는 것이며 두 번째는 감정, 세 번째는 물질로부터 활동을 할 수 있는 에너지를 말한다. 기도나 신앙에 의한 치료는 첫 번째와 두 번째의 결합에서 적용하며 현대 정통의학은 세 번째 형태에서 얻어지는 반면 침술과 자석치료방법은 두 번째와 세 번째의 결합에서 작용한다.

경락에 있는 경혈들
Points on the meridian pathways

경락에 있는 경혈들은 기의 흐름을 빠르게 하고 느리게 하기도 한다. 외부의 에너지를 경혈에 적용함으로써 기(에너지)의 균형을 다시 회복하게 한다. 시아추(일본식 지압)는 경혈을 눌러 필요한 에너지의 균형을 잡는다. 침술은 누르는 대신 침을 사용한다. 일반적으로 기의 흐름을 조절 할 수 있다면 더딘 흐름은 자극과 강화가 필요하고, 과도한 흐름은 진정시킬 필요가 있다. 에너지의 흐름을 사용하는 여러 가지 치료들은 같은 원칙에서 작용한다. 에너지의 흐름이 조화를 이루고 있다면 우리 몸은 건강을 회복한다. 다시 말해 여기에서 중요한 것은 균형이다. 흐름이 바르다면 신체 장기의 상호관계가 조화로울 것이다.

자력이 에너지(기)의 흐름에 미치는 효과
How magnets affect energy flow

경락은 기의 흐름으로 볼 때 건강하지 못한 것은 경락체계의 한 부분에서 생기는 기의 정체로 인한 혈허와 울혈(어혈) 때문이다. 그러므로 기의 흐름을 증진시키고 평형을 유지시키면, 그 원인과 결과가 크게 문제되지 않는다.

자기치료는 침술과 같은 작용을 한다. 경락위의 경혈에 자석을 붙여 기의 흐름을 조화롭게 하여 우리 몸을 건강하게 한다. 또한 이러한 자석들은 온 몸의 경혈에 붙일 수 있도록 디자인 되어 있다.

숙련된 침술사는 어떤 경락이 가장 활동적일 때 치료한다고 하지만, 이것은 자기치료와 같은 다른 일반적인 분야의 치료와는 다른 경우이다. 자석은 대체로 24시간 이상 경혈자리에 붙이며 경락의 모든 순행 시간은 오른쪽 표를 참고하면 된다. 자석을 특정 혈에 사용하면, 24시간에서 10일 정도 오랜 시간 이상 에너지의 연속적인 흐름을 제공하며, 완만하고 균일하게 에너지의 흐름과 조화를 이룬다. 이것은 기의 정체나 허혈을 없앤다. 경락이 에너지(기)의 흐름은 계속해서 연속적으로 흐르지만 다른 때 보다 더 활동적인 시간대가 있다. 통증이 있을 때는 그 흐름이 더디고 자석치료는 그 흐름을 증진시키는 작용을 한다.

에너지 시간표

매일 일정시간 동안 인체 에너지(기)의 큰 비율이 한 경락에 분명이 나타날 때가 있다. 인체는 시간대에 따라 그 에너지 흐름에 적응한다. 아래에 있는 시간표가 그것과 관련되어 있다. 체내 시계가 시간대 변화에 적응하려고 할 때 시차로 인한 피로가 발생한다.

경락	시간
폐경	3 am ~ 5 am
대장경	5 am ~ 7 am
위경	7 am ~ 9 am
비경	9 am ~ 11 am
심경	11 am ~ 1 pm
소장경	1 pm ~ 3 pm
방광경	3 pm ~ 5 pm
신경	5 pm ~ 7 pm
심포경	7 pm ~ 9 pm
삼초경	9 pm ~ 11 pm
담경	11 pm ~ 1 am
간경	1 am ~ 3 am

자기 치료에 사용하는 경혈들
Meridian points used in magnet therapy

임맥 Conception vessel

임맥 위에 있는 중요 경혈들과 치료받아야 할 상태

CV 4 (관원) 불규칙한 월경

CV 5(석문) 불규칙한 월경, 복부팽창

CV 6 (기해) 통증을 수반한 복부팽창; 불규칙한 월경

CV 8 (신궐) 복부통증(자석을 이 혈에 붙이기가 어렵다)

CV 12 (중완) 구토, 복부팽창

CV 13 (상완) 구토, 복부팽창

CV 16 (중정) 천식, 기침, 구토

CV 17 (단중 or 전중) 기관지 천식

CV 21 (선기) 기침, 천식, 목에 생기는 통증과 염증

CV 24 (승장) 치통

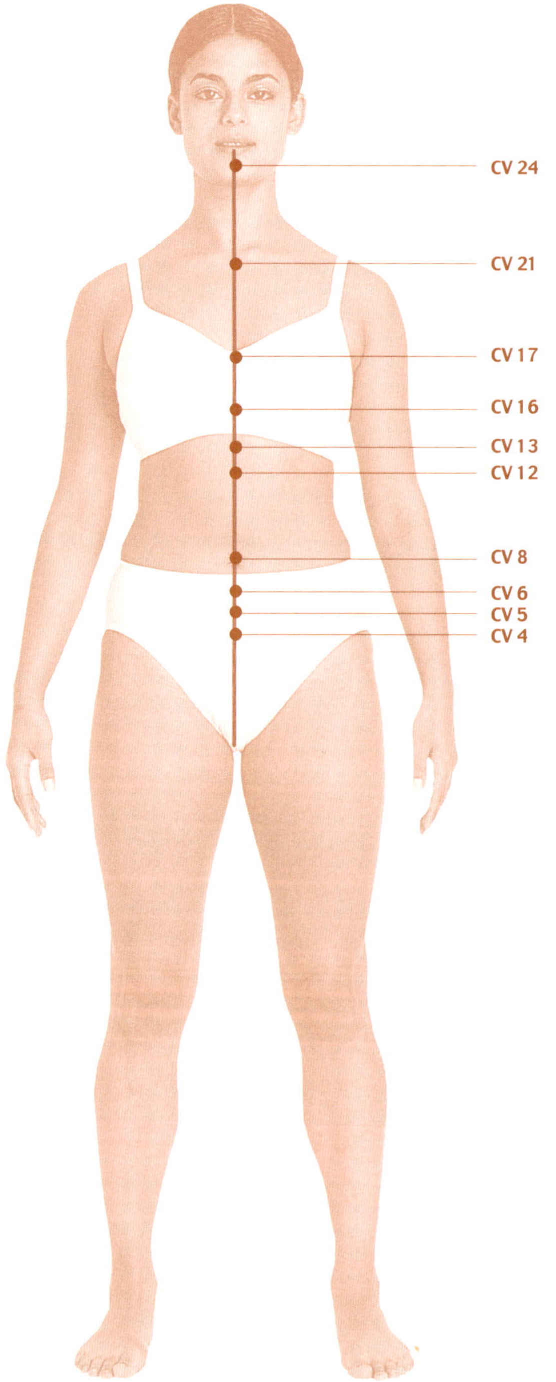

독맥 Governing vessel

독맥 위에 있는 중요 경혈들과 치료 받아야 할 상태. 다른 경혈들 또한 유용하지만, 머리의 카락 또는 얼굴에서 쉽게 움직이는 부분에 자석을 붙이는 것은 어렵다.

GV 3 (요양관) 요통

GV 4 (명문) 요통, 복부팽창

GV 5 (현추) 일반적인 등 통증, 요통

GV 8 (구축) 일반적인 등 통증

GV 9 (지양) 가슴과 등 통증, 일반적인 척추경직

GV 11 (신도) 기침, 등 경직, 공포

GV 13 (도도) 두통, 등 경직

GV 14 (대추) 일사병, 열병, 천식

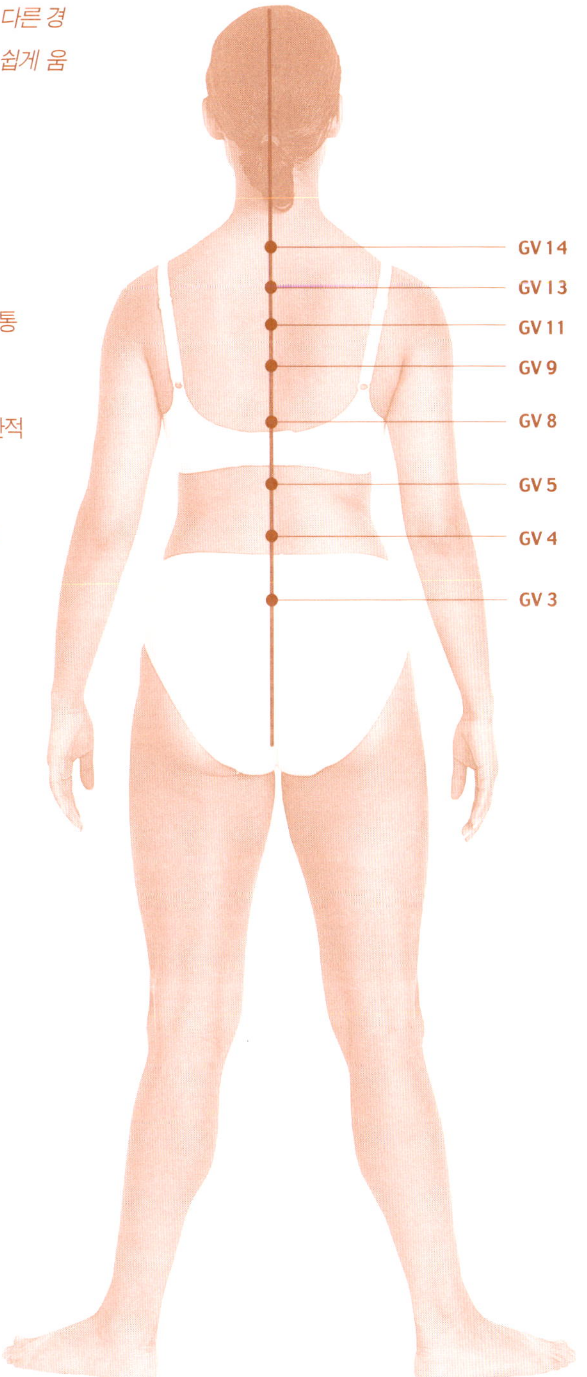

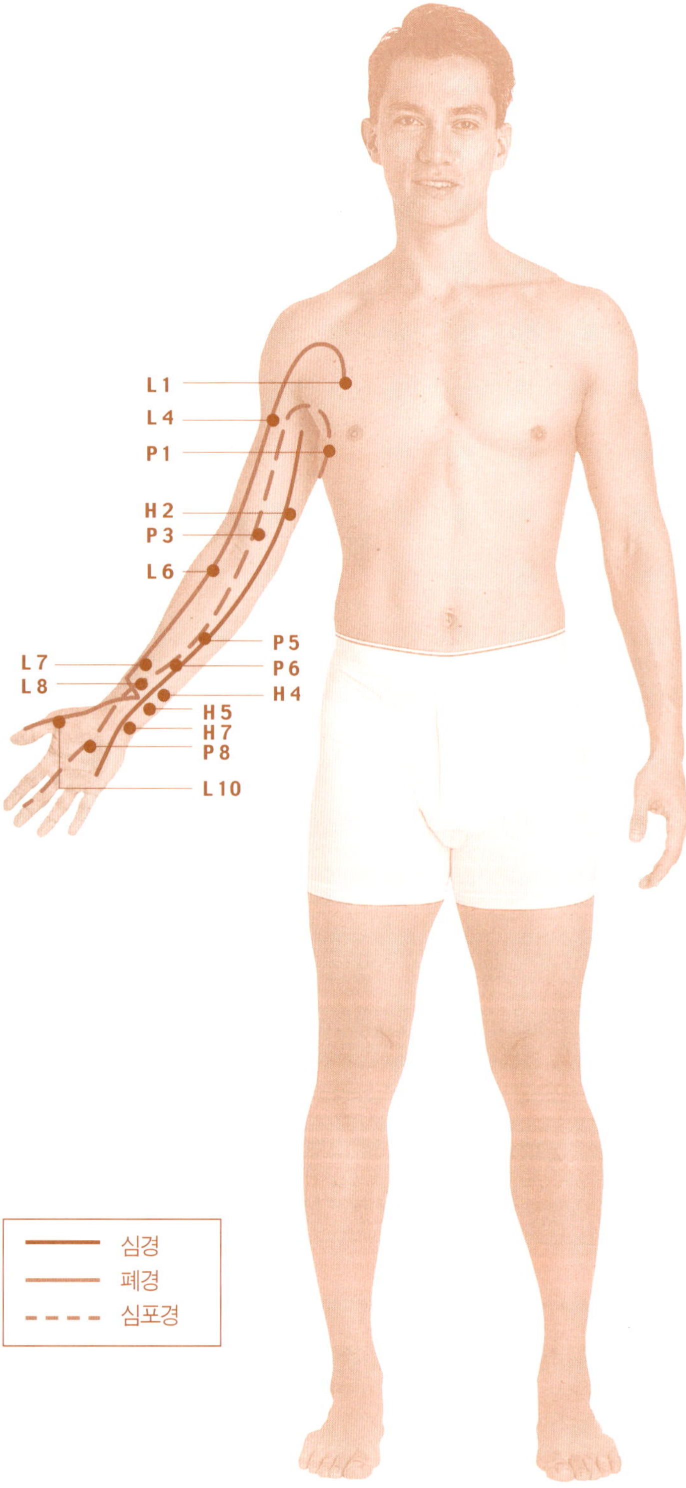

심포경 Pericardium

심포경에 있는 중요 경혈들과 치료받아야 할 상태. 몸 양쪽에 있는 이 경혈들 위에 자석을 붙인다.

P 1 (천 지) 유방의 문제(유즙분비부족, 유방통, 유선염 등), 흉부질식감

P 3 (곡 택) 팔과 팔꿈치 통증, 진전(팔과 팔꿈치의 떨림)

P 5 (간사) 구토, 진전(손목, 손, 팔의 떨림)⇒팔의 경련

P 6 (내관) 구토, 오심, 멀미, 입덧

P 8 (노궁) 심장질환, 손·발톱 무좀

폐경 Lung

폐경에 있는 중요 경혈들과 치료 받아야 할 상태. 몸 양쪽에 있는 이 경혈들 위에 자석을 붙인다.

방→신→심포→삼초→담→간

L 1 (중부) 어깨(견배통)

L 4 (협백) 기침, 흉통, 호흡기단

L 6 (공최) 기침, 천식, 팔꿈치와 팔의 부기(부종)

L 7 (열결) 두통, 항강통, 천식

L 8 (경거) 흉통, 연하통, 손목과 손의 통증

L 10 (어제) 기침, 천식, 연하통

심경 Heart

심경의 주요 혈자리. 이 경혈들 위에 좌우대칭으로 자석을 놓는다.

H 2 (청령) 어깨와 팔의 통증

H 4 (영도) 흉통, 갑자기 말 못하고 벙어리가 됨

H 5 (통리) 현훈, 목현, 연하통, 손과 팔의 통증

H 7 (신문) 흉통, 히스테리, 신경과민

소장경 Small intestine

소장경에 있는 중요 경혈들과 치료 받아야 할 상태. 몸 양쪽에 있는 이 경혈들 위에 자석을 둔다.

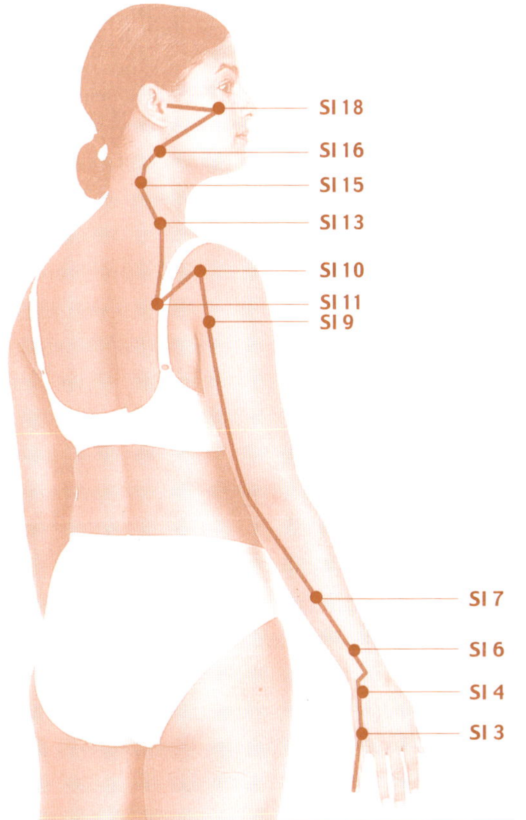

SI 3 (후계) 두통, 항강통

SI 4 (완골) 두통, 경부경직

SI 6 (양로) 오십견, 견배통, 두훈목현

SI 7 (지정) 손가락, 목의 통증

SI 9 (견정) 견갑(견갑동통), 견관절통

SI 10 (노유) 견통, 견배동통, 사지무력, 어깨아래근육(견갑통)

SI 11 (천종) 견갑통, 팔, 팔꿈치

SI 13 (곡원) 경항강직

SI 15 (견중유) 기침, 천식

SI 16 (천창) 연하통, 항강

SI 18 (관료) 지통

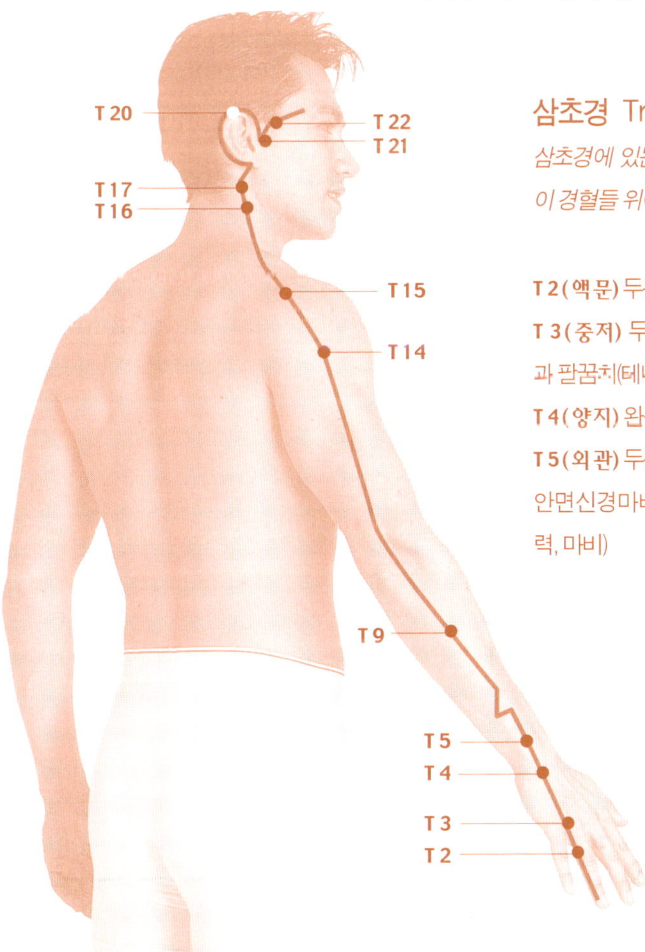

삼초경 Triple heater

삼초경에 있는 중요 경혈들과 치료 받아야 할 상태. 몸 양쪽에 있는 이 경혈들 위에 자석을 둔다.

T 2 (액문) 두통, 인후통, 사지무력

T 3 (중저) 두통, 이명, 인후통, 팔과 팔꿈치(테니스 엘보)

T 4 (양지) 완관절통, 견배통

T 5 (외관) 두통, 이명, 안면신경통, 안면신경마비, 사지마목(사지무력, 마비)

T 9 (사독) 치통

T 14 (견료) 팔의 통증

T 15 (천료) 견갑부동통, 항강

T 16 (천유) 현훈, 목현, 목적

T 17 (예풍) 이명, 구안와사, 얼굴부종

T 20 (각손) 목적, 치통

T 21 (이문) 이명, 치통

T 22 (화료) 이명, 두통

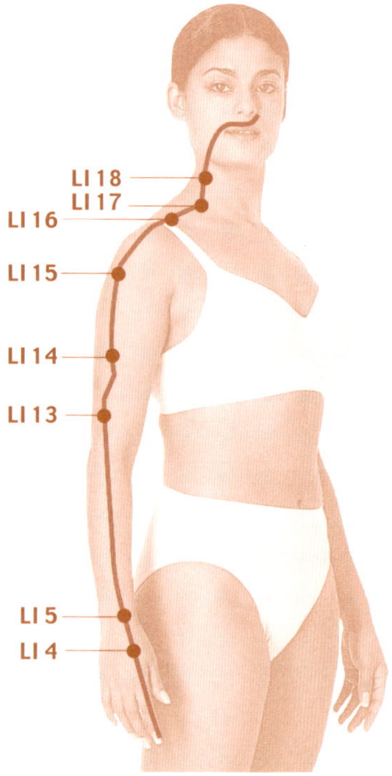

대장경 Large intestine

대장경에 있는 중요 경혈들과 치료 받아야 할 상태. 몸 양쪽에 있는 이 경혈들 위에 자석을 둔다.

LI 4(합곡) 신체 상체의 통증들, 편두통, 두통, 치통

LI 5(양계) 두통, 치통, 완관절통

LI 13(수오리) 주관절통, 상지마목

LI 14(비노)상지마목

LI 15(견우) 상지, 어깨문제(견배통,오십견)

LI 16(거골)오십견

LI 17(천정) 연하통, 음식 불하

LI 18(부돌)기침, 인후염

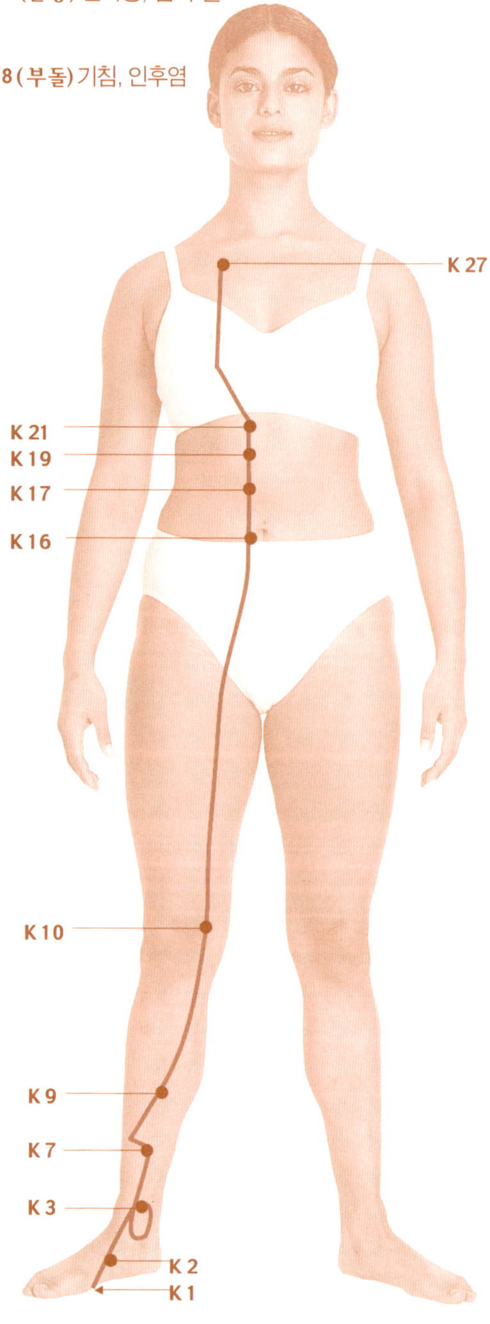

신경 Kidney

신경에 있는 중요 경혈들과 치료 받아야 할 상태. 몸 양쪽에 있는 이 경혈들 위에 자석을 둔다.

K 1(용천) 현기증, 흐린 시력, 두통

K 2(연곡) 발의 통증과 부종, 방광염, 인후염

K 3(태계) 방광염, 치통, 인후염

K 7(부류) 등 아래부분의 통증과 경직, 복부팽창

K 9(축빈) 다리통증, 다리근육 경련

K 10(음곡) 허벅지근육 통증, 무릎 통증

K 16(황유) 구토, 복부팽창, 복부통증

K 17(상곡)변비, 설사

K 19(음도)복부통증

K 21(유문)복부통증, 구토

K 27(유부) 흉통, 기침, 천식, 일반적인 호흡과 폐 문제

비경 Spleen

비경에 있는 중요 경혈들과 치료 받아야 할 상태. 몸 양쪽에 있는 이 경혈들 위에 자석을 둔다.

Sp 3 (태백) 위통, 장기기능이 둔한 느낌

Sp 6 (삼음교) 많은 문제로 인한 일반적인 것, 특별한 소화와 생리 통증

Sp 10 (혈해) 불규칙한 월경

Sp 12 (충문) 복부팽창

Sp 14 (복결) 배꼽근처의 통증

Sp 16 (복애) 소화불량

위경 Stomach

위경에 있는 중요 경혈들과 치료 받아야 할 상태. 몸 양쪽에 있는 이 경혈들 위에 자석을 둔다.

St 5 (대영) 치통

St 7 (하관) 치통

St 9 (인영) 천식, 인후염

St 10 (수돌) 천식, 인후염

St 13 (기호) 천식, 가슴과 등 통증

St 16 (응창) 기침, 천식

St 26 (외릉) 복부팽창, 생리통

St 27 (대거) 방광염, 복부팽창

St 28 (수도) 방광염

St 29 (귀래) 생리통

St 32 (복토) 다리운동의 상실과 통증

St 33 (음시) 다리통증, 무릎운동의 상실

St 34 (양구) 무릎주변과 무릎 통증

St 35 (독비) 무릎 통증

St 36 (족삼리) 일반적인 소화 문제

St 39 (하거허) 복부팽창

St 40 (풍륭) 흉통, 현기증

St 41 (해계) 발목관절 통증

St 42 (충양) 치통, 발통증

St 43 (함곡) 발통증과 부종

St 44 (내정) 두통, 치통

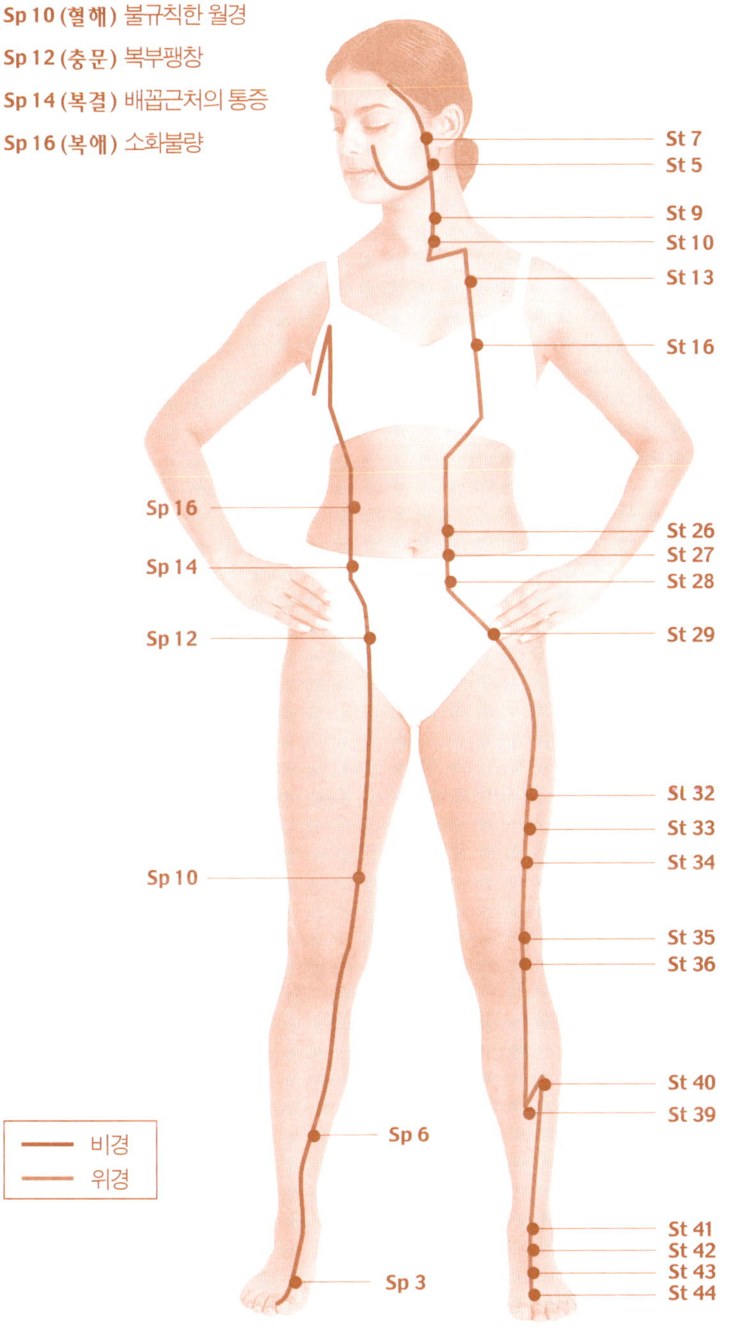

방광경 Bladder

방광경에 있는 중요 경혈들과 치료 받아야 할 상태. 몸 양쪽에 있는 이 경혈들 위에 자석을 둔다.

B 10 (천주) 목 또는 머리 뒤의 뻣뻣한 통증

B 11 (대저) 기침, 두통, 경부경직

B 12 (풍문) 일반감기, 열병, 두통, 목통증, 등통증

B 13 (폐유) 기침, 천식, 침한

B 14 (궐음유) 유방이 풍만한 느낌, 두통

B 15 (심유) 공포, 불안, 두근거림

B 16 (독유) 복부통증

B 17 (격유) 천식, 기침, 호흡곤란

B 18 (간유) 흐린 시력, 불면증, 등통증

B 19 (담유) 등통증, 흉통

B 20 (비유) 복부팽창, 소화불량

B 21 (위유) 흉통, 소화불량

B 22 (삼초유) 요통, 불규칙한 월경

B 23 (신유) 등 통증, 약한 무릎, 흐린시력

B 26 (관원유) 요통

B 31 (상료) 요통, 좌골신경통

B 32 (차료) 요통, 좌골신경통, 다리의 류마티즘

B 33 (중료) 다리의 류마티즘, 요통, 좌골신경통

B 40 (위중) 등 아래부분 통증, 제한된 둔부 운동

B 41 (부분) 어깨, 등 그리고 목의 통증

B 43 (고황) 기침, 천식, 소화불량

B 49 (의사) 변비

B 58 (비양) 두통, 흐린 시력, 다리의 허약함

B 62 (신맥) 두통, 현기증, 어지러움증

B 65 (속골) 두통, 목의 경직, 흐린 시력, 현기증

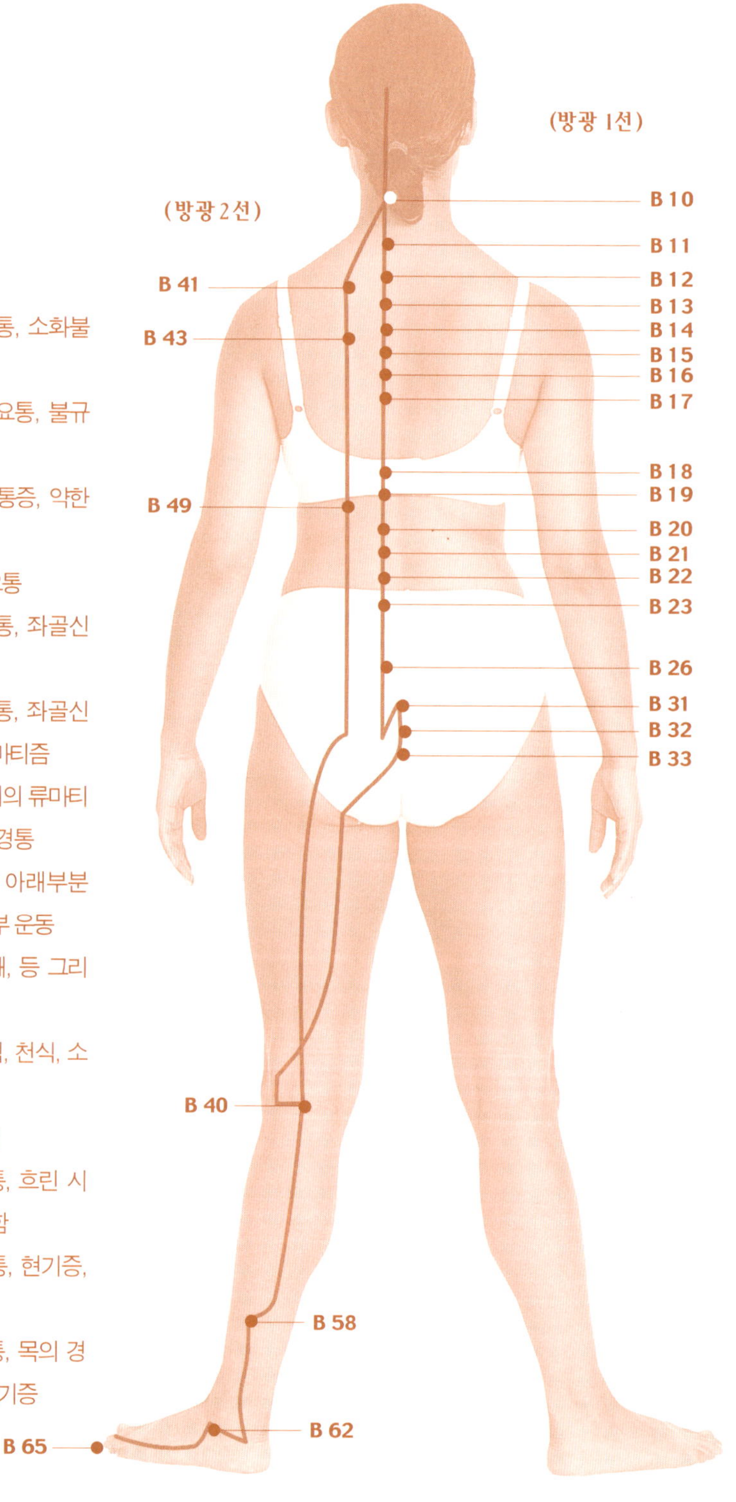

담경 Gall bladder

담경에 있는 중요 경혈들과 치료 받아야 할 상태. 몸 양쪽에 있는 이 경혈들 위에 자석을 둔다.

GB 1 (동자료) 두통, 눈 문제

GB 2 (청회) 이명, 치통, 턱관절염

GB 3 (상관) 두통, 치통, 관절염

GB 10 (부백) 두통, 치통, 편도염

GB 11 (두규음) 두통, 이통, 이명

GB 12 (완골) 치통, 안면경지

GB 20 (풍지) 두통, 현기증, 일반감기, 목 통증, 경부경직

GB 21 (견정) 어깨와 등의 통증, 경부경직

GB 25 (경문) 등 아래부분의 통증

GB 26 (대맥) 등 아래부분의 통증, 방광염

GB 29 (거료) 등 통증, 둔부문제

GB 30 (환도) 좌골신경통, 둔부에 관련된 문제, 등 아래 부분과 둔부의 통증

GB 31 (풍시) 다리 통증, 호르몬과 소화효소생성에 관련된 문제

GB 33 (슬양관) 무릎 통증, 무릎종창

GB 37 (광명) 다리와 무릎의 통증, 눈병

GB 40 (구허) 목과 가슴의 통증, 발목통증

GB 41 (족임읍) 흐린 시력, 흉통, 다리통증과 부종

GB 42 (지오회) 유방과 가슴의 통증, 눈 동증

GB 43 (협계) 현기증, 흉통, 안면통

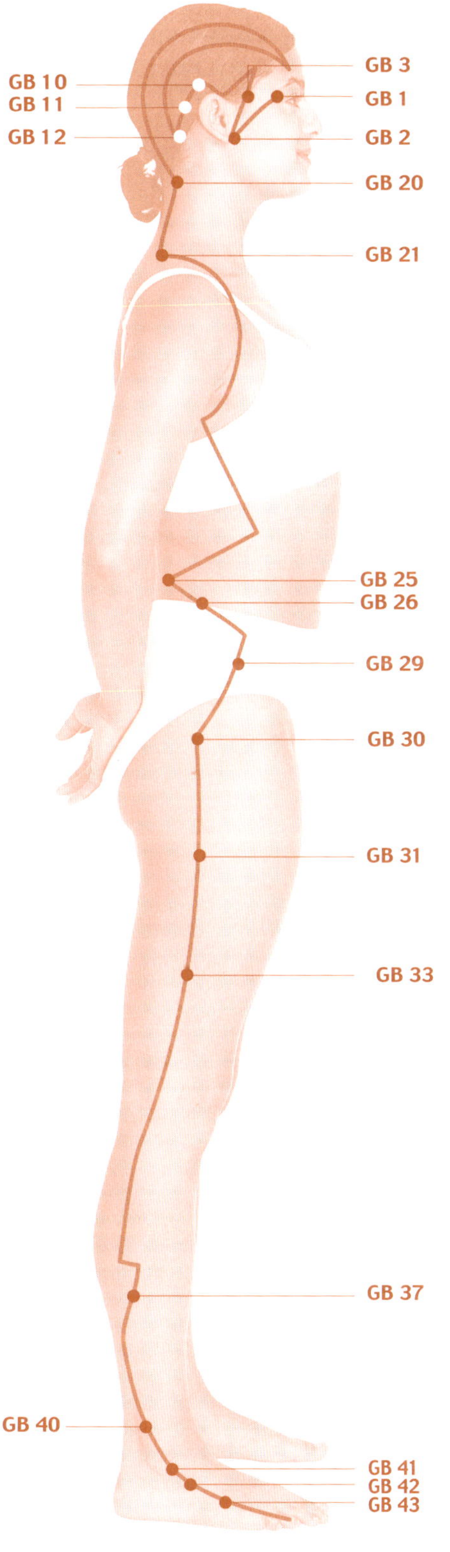

간경 Liver

간경에 있는 중요 경혈들과 치료 받아야 할 상태. 몸 양쪽에 있는 이 경혈들 위에 자석을 둔다.

Liv 2 (행간) 눈에 관한 문제, 두통, 흐린 시력, 불면증

Liv 3 (태충) 두통, 어지러움증

Liv 5 (여구) 불규칙한 월경, 다리통증, 일반적인 피부문제

Liv 7 (슬관) 무릎통증

Liv 8 (곡천) 복부아래의 통증, 대퇴부 통증

Liv 9 (음포) 불규칙한 월경, 복부아래로 전달되는 등 아래부분의 통증

Liv 11 (음렴) 다리와 대퇴부의 통증

Liv 13 (장문) 소화불량, 일반적인 피로

Liv 14 (기문) 흉통

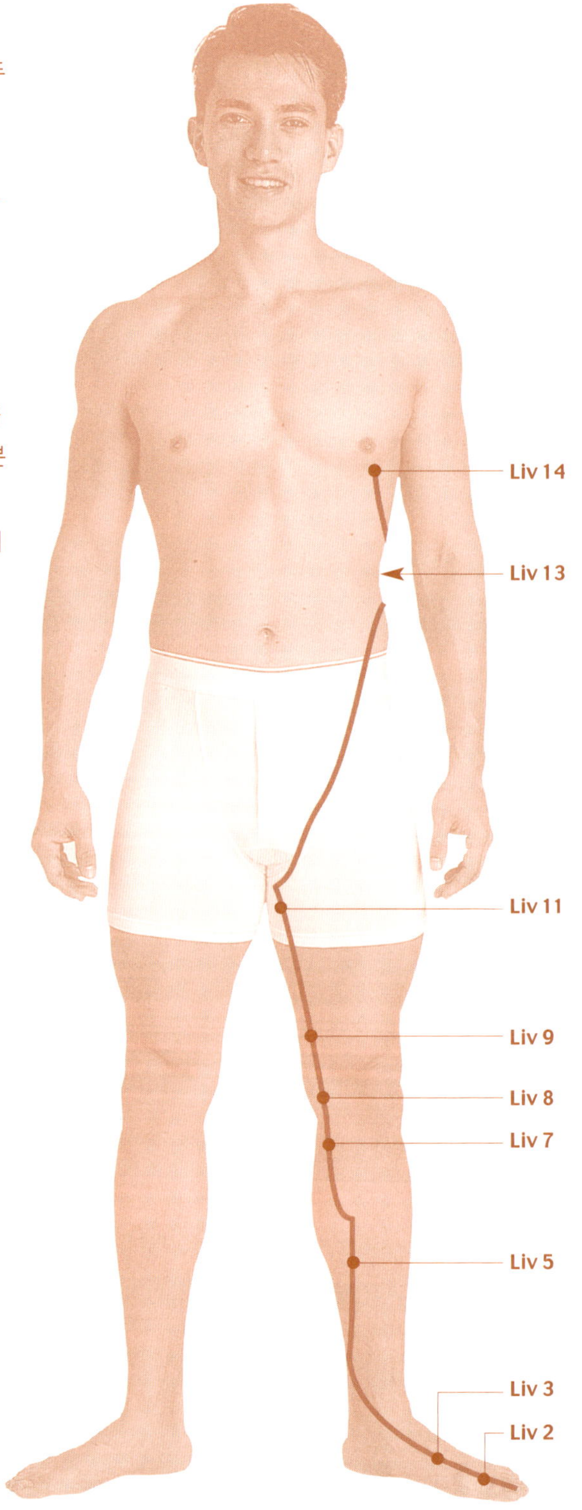

경혈에 자석 사용하기
Using magnets on specific points

정확한 지점이 효과적인 치료를 얻는 데 절대적으로 필요한 것은 아니지만, 자석을 가능한 침혈과 가깝게 N극쪽으로 놓는다(p 24-32쪽 참고). 그 이유는 자석으로부터 나오는 에너지가 사방팔방으로 영향을 주며 경락으로까지 도달하기 때문이다.

침혈찾기
Locating acupuncture points

침혈에 자석을 놓아 구체적인 병을 치료하고자 할 때는 24~32쪽을 참고하거나 제2장에 있는 예들을 검토하기로 하자. 정확한 혈을 찾는 쉬운 방법은 성냥개비 끝으로 예상되는 위치를 부드럽게 누르는 것이다. 가장 통증이 심한 곳이 자석을 붙어야 하는 곳이다. 자석의 N극쪽이 피부에 닿도록 적절한 곳에 붙이고 5일에서 7일, 또는 통증이 없어지고 난 후 24시간 동안을 둔다. 씻을 때와 같이 자석이 떨어지는 경우 제자리에 자석을 계속 두기 위해서 의료용 접착식 테이프를 사용한다. 마이크로포어(Micropore)같은 얇은 수술용 테이프가 좋다.

침혈선택
Selecting acupuncture points

복부팽창이나 등 통증과 같이 치료하고자 하는 병이 치료할 수 있는 다수의 다른 혈들을 가지고 있다면 처음에는 8개의 혈을 선택해서 5일 동인 적절한 곳에 자석은 둔다. 그런 다음 모두니 그 중 몇 개를 치료 가능한 다른 혈들로 옮긴다.

병이 급성이라기 보다 만성일 경우에는 그 심각성과 치료 받아야 할 병의 형태에 따라 그 치료를 몇 번씩 반복할 필요가 있다. 각각의 치료는 5-7일간 하며 그 사이에 2일 정도 휴식기를 둔다.

N극 찾기

Finding the north-seeking pole

회사마다 자석의 극에 이름을 붙이는 방법이 다양하기 때문에 때때로 어느 쪽을 피부쪽에 두어야 할 지 혼동할 때가 있다. 숙련된 침술가나 지압시술자는 라벨 없이도 자석의 에너지 상태를 어림할 수 있고 자극하는 N극과 진정시키는 S극을 찾아낸다.

집에서 정확하게 자석의 위치를 정하는 가장 간단한 방법은 회사의 라벨을 기준으로 결정하는 것이다. 가장 작은 자석은 S극쪽으로 접착성 테이프가 붙어져 있어 자동적으로 N극이 몸쪽으로 향한다. 어떤 제조업체는 N극을 빨강색으로, S극을 파랑색으로 라벨을 붙인다.

자석의 접착성 테이프가 떨어지면, 두 번째 자석을 피부에 붙어있는 첫 번째 자석 가까운 곳에 둔다. 치료용 자석의 N극은 S극을 끌어당기고 N극을 밀어낼 것이다.

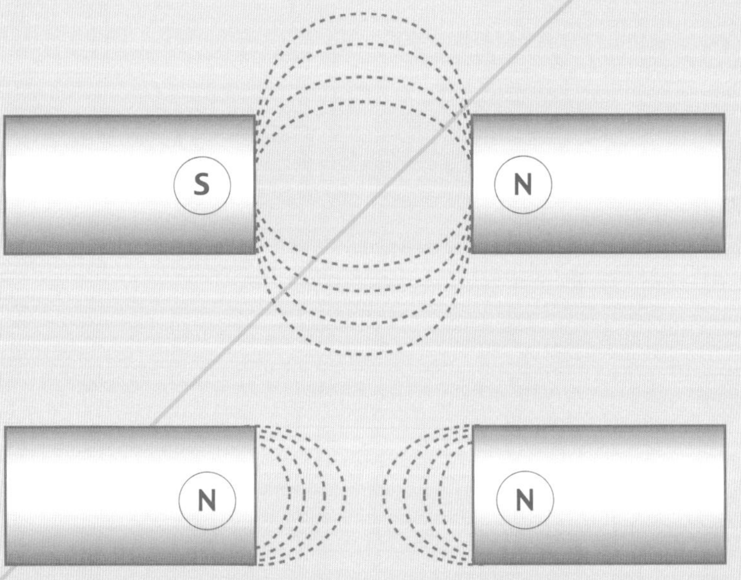

자석의 N극쪽을 잡아서 다른 자석을 옆에 두면 그 자석의 N극과 S극을 알아낼 수 있다. 한 자석의 N극은 다른 자석의 S극을 끌어당기고(윗쪽 그림) 다른 자석의 N극을 밀어낸다.(아래쪽 그림)

혈류(혈액의 흐름)
Blood flow

혈액은 생명의 중요한 역할을 하며, 건강에 커다란 영향을 준다. 몸 주위를 순환하는 혈액은 5-6리터(liter) 정도이며, 대략 4개월 정도의 수명을 가지고 있는 적혈구는 평균 한 시간당 1/2 킬로미터의 속도로 끊임없이 이동한다. 따라서 혈액이 지치면 무기력해진다는 표현이 이상한 일이 아니다.

혈액의 역할
The role of blood

혈액은 필요한 곳에 필수영양소를 운반하고 노폐물을 처리하는 운반계이다. 혈액순환이 원활하지 못하면, 필수영양소의 운반이 느려지고 불필요한 노폐물이 적체될 수 있다. 이 때 다양한 형태로 신체적인 징조가 나타나며 건강을 잃게 하기도 한다.

혈액은 혈관이라고 하는 관을 통해 몸 주위를 순환한다. 혈관은 크게 동맥과 정맥, 두 가지로 나누어 진다. 동맥은 전달체계(the delivery system)로 심장으로부터 혈액을 운반해 오고, 반면에 정맥은 노폐물 수집체계(the waste collection system)로 심장으로 다시 혈액을 운반한다. 혈관은 신체 여러 곳으로 뻗으면서 나뉘어져 더 가늘어진다. 가장 가는 것을 모세혈관이라고 하며, 이것은 혈액에서 혈액으로 필수영양소와 노폐물을 운반한다. 하나의 모세혈관 벽은 단지 세포 하나 만큼의 두께로 되어 있다. 그래서 혈액에 있는 산소와 영양분이 이 혈관을 통해 지나면서 몸의 세포로 전달된다. 다른 한 편으로는 혈액이 이산화탄소와 노폐물을 수거하여 폐, 간 그리고 신장에서 처리하도록 한다

철은 적혈구 내에 있는 헤모글로빈(혈색소)을 형성하기 위한 요소이다. 이것은 혈액이 산소를 가지고 있도록 하며, 필요한 곳, 대개 뇌나 근육에 운반하도록 한다. 헤모글로빈은 혈액이 적색을 띠도록 한다. 다른 혈구를 백혈구라 하며, 병과 싸우는 역할을 한다.

심장
The heart

가장 가는 모세혈관을 따라 온 몸에 혈액을 공급해 주는 펌프와 같은 심장이 혈액순환계를 담당한다. 심장의 능률성이 떨어지거나 혈관이 막히거나 또는 신축성이 덜하게 되면, 혈액 운반계에서도 뇌, 심장 그리고 근육으로 운반해서 사용하는 영양분과 화학물질의 운반 효율성이 떨어진다. 건강한 혈류는 생존에 중요한 역할을 한다. 심장과 혈액순환계에서 발생하는 병들은 우리가 직면한 가장 큰 건강문제 중에 하나이기도 하다. 그리고 이것이 큰 고통이며, 근심이자 불안의 원인이다.

자력이 혈류에 미치는 영향
How magnets affect blood flow

인체의 60~70%가 물로 구성되어 있다. 그리고 조수의 간만부터 물을 연수로 만들기 위한 전자기 유도코일의 사용까지 우리 주변에서 물의 흐름에 영향을 주는 자기장의 힘들을 볼 수 있다. 따라서 자석이 또한 우리 몸에 직접 영향을 준다는 것은 당연한 이치이다.

자기장
Magnetic fields

자기장은 인체의 세포구조와 상호작용을 하면서 단백질, 호르몬 그리고 효소의 작용에 변화를 일으킨다. 이러한 변화는 세포벽 외부의 자기장에 영향을 미친다. 세포벽은 두 개의 층으로 되어있고 샌드위치의 내용물처럼 부착분자를 가지고 있다. 이런 분자들은 세포벽을 통해 산소나 영양소의 이동을 가능하게 하는 연결통로 역할을 한다. 이러한 모든 것이 분자수준에서 일어난다고 하지만 각각의 미세한 변화도 전반적인 효과에 기여한다.

전자기유도

Electromagnetic induction

인체에 미치는 자기의 영향은 세포들 안에서 전자기유도를 만들어 낸다. 이것은 세포들을 통해 교차하는 산소와 영양소의 운반을 향상시킨다. 전자기유도는 자석이 전선코일 안에서 움직일 때 생성되는 전기에 의한 과정이며, 작은 전류를 발생시킨다. 자기장에서 생기는 에너지가 세포에 있는 전자를 진동시키며, 이것이 바로 전기이다. 물질계의 기본 법칙 중에 하나로서 에너지는 생성될 수도, 파괴될 수도 없으며 단지 변형된다. 자석은 그 힘을 잃지만, 전기에너지가 다른 물질에 발생되는 것이다. 사실, 전기는 자석이 전선코일에 비례하여 움직일 때만 생성된다. 그리고 자석을 적절하게 움직이게 하기위해서는 그러한 움직임을 만들어내는 에너지의 공급이 있어야만 한다. 이러한 동적 에너지가 변형되는 것이며 실제적인 자석은 변화되지 않는다. 자석이 어떻게 인체의 세포 안에서 미세한 전류를 만들어내는지는 복잡하다. 세포 그 자체가 동적 에너지를 미세한 전하로 변화시킨다.

자기요법의 부가적인 이익

Additional benefits of magnet therapy

자기장은 인체의 세포에 미세한 전류를 생산하고, 혈액의 분자를 정렬시킬 뿐만 아니라 세포의 이온교환을 향상시킨다. 이것은 세포가 노폐물을 더 효과적으로 버리도록 한다. 이온은 전기작용으로 전하를 띠게 된 분자이다. 또한 사람들은 자석이 인체의 화학(pH) 저울에 영향을 미치며, 교대로 세포구조의 구성과 화학변화에 작용한다. 그러나 이것은 과학적 연구에 의해서 증명된 것이 아니다. 자석이 왜 이로운 효과를 가지고 있는지는 더 많은 연구가 필요하다.

혈류의 개선
Improving blood flow

반점성액(semi-viscous fluid)을 운반하는 관 주변에 자석을 두면 그 액의 흐름이 증진된다. 그러므로, 팔 주위에서 5cm(2in)정도 떨어진 곳에 자석을 두면, 체액의 흐름이 개선된다. 이러한 개선정도는 자석의 힘, 팔의 굵기, 자석과 혈관사이의 지방층 정도, 혈액의 점성도 그리고 혈압과 혈류의 배합과 같은 많은 요소에 따라 다르다.

혈관을 둘러싸도록 자석을 몸에 두면, 인체의 분자들이 스스로 재정렬되면서 혈류가 개선된다(17쪽 참고). 따라서, 이러한 자석들은 나쁜 혈류로 나타나는 불쾌감의 원인인 경련과 뻣뻣함 같은 병에 큰 이로움이 된다.

자석을 두어야 할 곳
Where to place the magnets

자석을 두는 곳은 문제의 본질에 따라 다르다. 나중에 더 자세히 설명하겠지만, 기본 원칙은 개선하고자 하는 곳 주변에 원형으로 작은 자석을 두는 것이다. 예를 들어, 아래쪽 팔에 경련이 있으면, 문제가 있는 부분 위에서 5 cm (2 in)정도 떨어진 곳(심장과 문제가 있는 곳 사이: 오른쪽 그림 참고)에 자석으로 둘러싼다. 등 통증의 경우는, 오른쪽 그림과 같이 통증이 있는 부위에 원형으로 자석을 두면, 모세혈관의 혈류를 개선한다. 이것은 상처부위로 영양소 운반을 빠르게 하고, 노폐물 제거를 촉진시킨다.

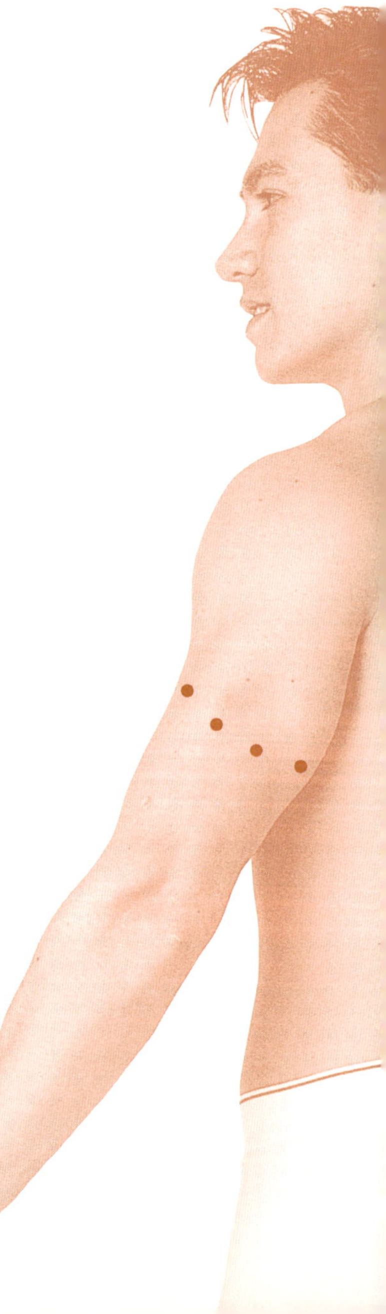

이론과 연구
Theory and research

연구의 중요 사항은 자기장이 인간과 전자기력 사이의 관계적 측면들과 혈류에 미치는 영향에 대한 것이다.

여기서 보여주는 대로 등 위나 상처와 심장사이 상처 주변에 자석을 두면, 혈류를 개선하고 상처를 치유하도록 돕는다.

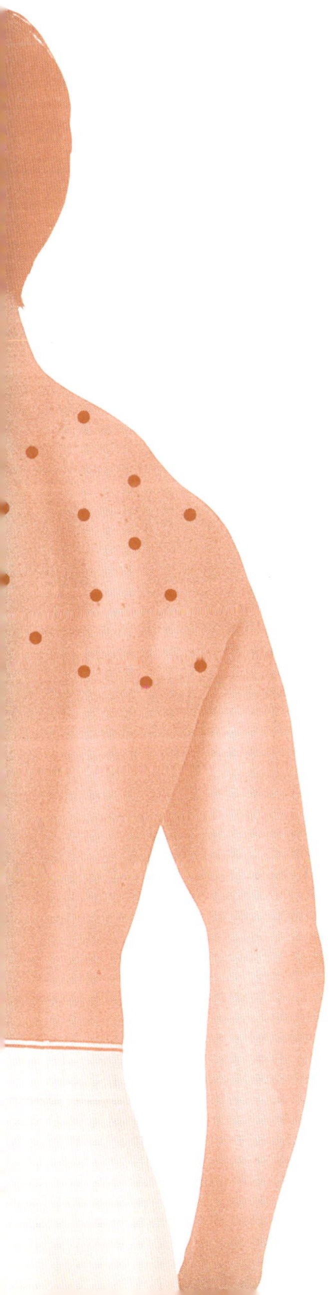

우리 주변의 고 전력투과선이 건강에 미치는 영향에 대한 논쟁은 크다. 오늘날 우리는 인체를 끊임없이 침해하는 에너지의 힘들, 즉 방사선 파장, X-ray, 전자렌지, 그리고 텔레비전 송신과 같은 에너지 형태의 영향을 받고 있다. 이러한 영향에 대한 많은 견해들이 있지만 현재 노출되어 있는 수준과 강도가 자연의 법칙에 어긋나고 있다는 것에는 부인을 할 수 없다.

고정된 자석을 사용하는 것은 인체의 균형을 맞추어 정상상태로 회복시켜주는 작용을 한다. 이 책에서 설명한 대로 자석을 사용하는 것은 오늘날 우리가 당면하고 있는 수많은 유리기들과 맞설 수 있도록 도와줄 것이다. 유리기는 전자가 없는 산소분자이다. 이것은 인체에 있는 다른 분자들을 불안하게 만들고 분해하려고 한다. 이 분야는 앞으로 더 연구해야 할 영역이다.

많은 연구들이 자석의 사용이 혈류뿐만 아니라 혈액의 질을 향상시킨다고 말하고 있다. 이것은 자석치료가 앞으로 많은 이익과 도움을 줄 것이라는 의미이기도 하다. 한 곳에 집중된 비정상적인 전자기력의 정상화를 통해 더 많은 이로운 효과를 얻을 수 있다. 지구의 중력이 이러한 작용을 한다면 왜 작은 자석들이 똑같은 작용을 하지 않겠는가? 자기밴드, 자기 메트리스, 자기신발안창, 자석벨트와 같은 자석치료기들의 효과들이 이러한 일련의 증거들이다.

주의사항

내출혈 외출혈시 자석을 사용하지 않는다(월경 제외). 끊어진 모세혈관과 혈관을 치료하기 위해서는 혈류의 흐름을 줄이고 국소 혈압을 제한해야 한다. 자석은 그 반대 효과를 일으킬 것이다.

큰 자석
Large magnets

인도의 연구에서는 10kg(22 lb)이상의 자석물질을 들어올릴 수 있는 큰 자석이 여러 가지로 혈액에 영향을 준다고 설명하고 있다. 큰 자석을 몸에 접촉시켰을 때 혈액의 철 함유량이 활성화되고 아주 작은 전류가 발생되었다는 실험들이 있다. 그리고 전기작용으로 분자를 전하하는 과정(이온화)이 증가되었고, 혈액응고를 감소시키고, 혈류량을 증가시켰다. 다른 연구에서도 큰 자석이 적혈구에 있는 헤모글로빈(혈색소)의 활동을 빠르게 함으로써 혈액의 질을 향상시키고 혈관에 있는 콜레스테롤과 칼슘의 해로운 퇴적물을 감소시킨다고 했다. 또한 호르몬의 활동과 선의 활동을 증가시킨다는 보도들도 있다. 이것은 증가된 호르몬의 활동이 약한 신진대사에 과도한 부담을 주기 때문에 허약한 환자에게 짧은 기간동안 치료를 해야 한다는 이유이기도 하다.

큰 자석은 또한 불수의 근을 제어하는 자율신경계통의 기능을 향상시킨다고 주장되어 왔다. 간이나 신장의 허약함 같은 장기의 병을 치료하는 경우라면 더 큰 자석을 사용해서 그 결과로 내부장기의 기능을 향상시킬 수 있다. 그러나 이런 종류의 치료는 전문적인 지도 아래서 실행되어야만 한다.

큰 자석으로 하는 치료
Treatment with large magnets

큰 자석은 두 쌍으로 사용한다. 그래서, 왼쪽 손바닥에는 S극을 대고, 오른쪽 손바닥에는 N극을 댄다.

상대적으로 짧은 시간내에 효과를 바라는 몸의 특별한 부위에 자석을 둔다. 시간은 치료 받아야 할 병의 심각성과 환자의 체력에 달려있다. 어린이인 경우는 큰 자석을 한 번 사용 시 5분을 넘지 않도록 해야 한다.

일반적으로, 환자의 체력이 약할수록 자석의 치료시간을 짧게 해야 한다. 보통, 큰 자석으로 하는 치료는 하루에 10분 이상을 초과해서는 안 된다. 극단적인 경우, 만성질환을 치료할 때, 하루 5분 정도의 치료로 시작해서 바라던 효과를 얻을 때까지 하루 두 번 20분 정도까지 늘린다.

주의사항

- 큰 자석을 사용할 때, 숙련된 자석 치료사의 조언 없이 사용하는 것은 바람직하지 않다.
- 임신 중에는 큰 자석으로 치료하지 말아야 한다.
- 큰 자석은 식후 2시간이 지난 후에 사용해야 한다.

취급 및 보관

Handling and storage

큰 자석은 민감한 전자장비로부터는 멀리 두어야 한다. 그리고 인공 심장 박동 조절장치를 하고 있는 사람은 큰 자석 근처에는 가지 말아야 한다. 큰 자석을 만들기 위해서 사용하는 현대 원료들은 자기적으로는 아주 강하지만, 역학적으로는 약하다. 그래서 특별히 훈련 받은 사람들이 취급하도록 하는 것이 좋다. 큰 자석으로 본인을 치료하려고 하는 것은 바람직하지 않다.

큰 확성기와 같은 장치 안에 있는 큰 자석을 치료상의 목적으로 사용해서는 안 된다. 거기에 있는 자석들의 강도와 재료들을 모르기 때문이다.

큰 자석으로 하는 치료

Treatment with large magnets

큰 자석은 신경통이나 신경염 같은 신경계통의 병을 치료하기 위해 특히 유용하다. 초반에 있는 신경계에 통증은 몸 전체에 영향을 미칠 수 있으며 때때로 무감각을 초래하기도 한다. 또한 후반에 있는 신경계의 염증은 심각한 통증을 가져온다. 양쪽 모두 통증부위 한 쪽 끝에 N극을 두고 다른 쪽 끝에 S극을 두는 똑같은 치료가 필요하다. 그러나 큰 자석의 강도와 효과는 완전히 연구되어 있지 않다. 그래서 이러한 형태의 치료를 착수하기 전에 숙련된 자석 치료사에게 조언을 구하는 것이 바람직하다.

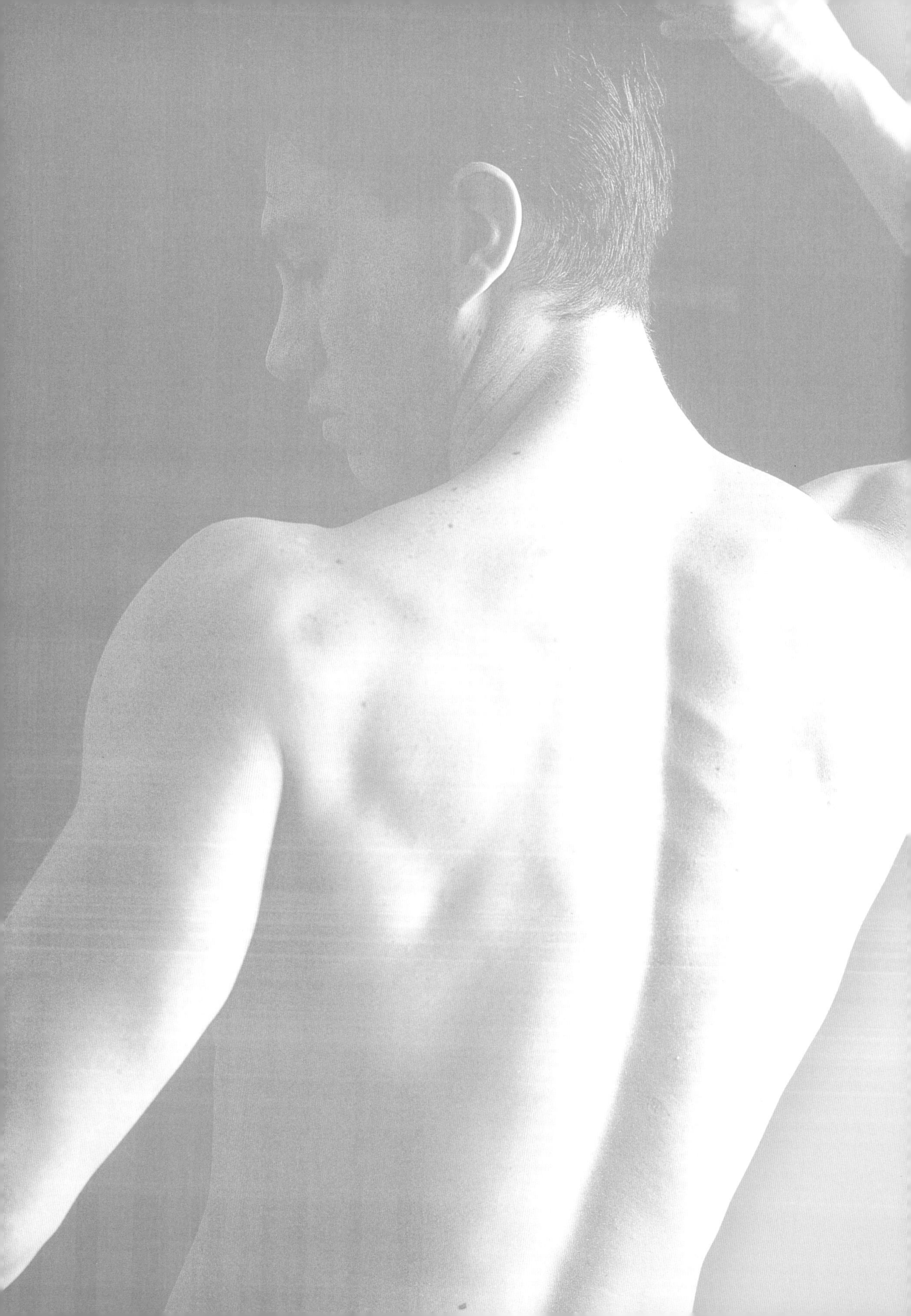

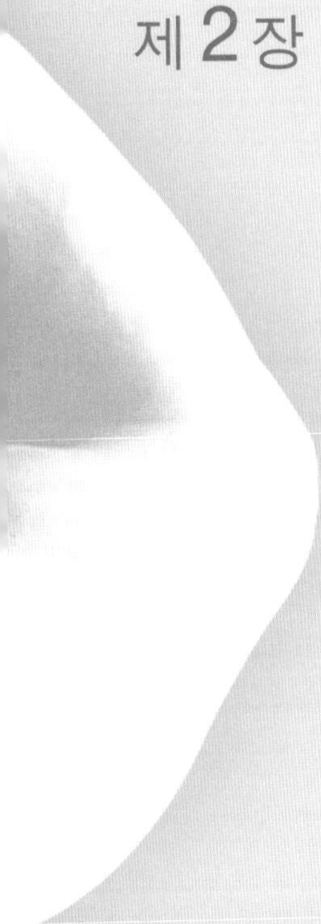

제 2 장 | 일반 질환의 치료

Treating common conditions

이 장에서는 편두통, 경련, 관절염 그리고 근육좌상을 포함하는 일반적인 질환들을 경감시키기위해 자석을 어떻게 사용하는지 알려 준다. 20-32쪽의 그림들에서 보여주는 각 병에 따른 구체적인 경혈들에 대한 정보를 통해, 자석을 사용함으로 본인과 다른 사람을 치료할 수 있다. 각 단락은 자석사용에 대한 정보와 함께 일반 병을 치료하고 알아내는 일반적인 사실과 조언들을 담고 있다. 또한 치료를 위해 자석을 언제 사용해야 하는지 알려 주고 있다. 그리고 자석은 다른 대체요법들과 함께 사용할 수 있다.

각각의 병은 실제 삶에서 있었던 사례들을 토대로 설명되어 있으며, 자석이 우리의 일상생활을 향상시키고 치료하기위해 어떻게 사용되어 질 수 있는지를 보여 준다.

건강을 위한 자석의 사용
Using magnets for health

건강관리에 사용되는 작은 자석을 생산하는 제조업자들은 근육의 경직과 긴장완화를 위한 상품들을 개발해오고 있다. 그러나 제조업자와 개발자들은 자석을 치료의 목적으로 사용함에 있어서 관련업종들의 비난과 소송의 가능성으로 인하여 매우 조심스러울 수밖에 없다. 저렴하고 비화학적인 방법으로 사람들을 효과적으로 치료할 수 있다 라는 생각이 제약산업과 의료시설에 대한 반목으로 연결되면서 문제제기에 대한 조심성을 더욱 불러일으켰다.

외용으로만 자석을 사용하고 아이들이 자석을 가지고 놀지 못하게 하며 일반적인 상식을 적용하고 이 책에서 주어진 일반적인 지시를 따른다. 그리고 작은 자석을 사용하는 것은 80%정도의 안전과 유용하게 할 것이다.

통증을 완화하기 위해 자석을 사용해라. 이번 장에서는 어떻게 자석을 사용해서 다양한 통증의 증상들을 다룰 수 있는지 보여줄 것이다.

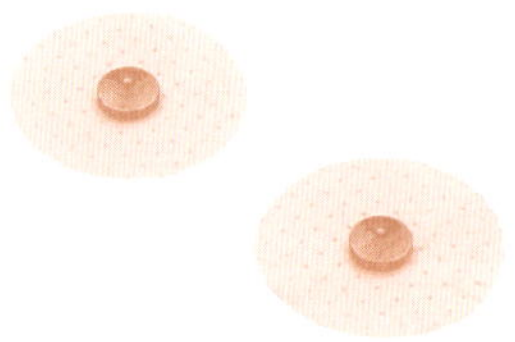

의사와의 상담
Consult your doctor

지속적인 통증이나 건강하지 못한 것은 정상이 아니다. 이러한 경우 의사의 조언을 항상 들어야 한다. 전체적인 요법들은 증상을 완화시키고 건강하지 못한 상태를 치유하려는 일반적인 목적에 기본을 두고 있다. 통증의 원인을 찾아내고 치료하는 시간만큼 자석요법을 통한 통증완화에 걸리는 시간도 장기간이 될 수 있다. 그러나 시간과 노력을 들일만 하다.

만약 개인의 질병에 알맞은 의학적 치료와 자석요법의 병행에 의심의 여지가 있다면 의사와 상담을 하는 것이 좋다. 의사의 초기 진단 없이 의약품처방을 바꿀 수 없다. 현대의 화학약품들은 갑자기 환자의 처방약을 중단하거나 바꾸지 않도록 되어있다.

염좌(관절에 일어나는 외상)와 좌상(외부 상처가 없는 조직의 손상)

Sprains and strains

염좌와 좌상은 자석밴드(천 안에 접착할 수 있는 자석물질을 가지고 있는 밴드)를 직접 붙임으로써 효과를 볼 수 있다. 뜨겁고 차가운(냉찜질, 온찜질) 압박 붕대의 사용도 도움이 될 수 있다. 만일 냉, 온찜질이 필요한 경우 자석밴드나 작은 원형자석을 사용하기 전에 사용을 한다. 압박붕대나 냉, 온찜질 후 자석을 붙이기 전 피부를 말린다. 뜨거운 열이 혈류를 개선시키기 때문에 치료 상 혈류를 감소시키는 것이 필요한 손상된 근육에는 뜨거운 압박붕대나 온찜질을 해서는 안 된다.

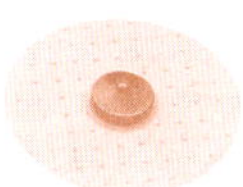

자석의 다른 용도

Other uses for magnets

자기요법은 특정한 상처나 통증 없이 나타나는 인체 장부의 병으로 생기는 일반적이고 불투명한 질환의 문제를 위해서도 이용된다. 근육의 긴장을 풀기위해서도 사용되며 인체장부의 기능이 저하되어서 생긴 질병들을 치료하기위해 다른 요법들(침술학, 시아추, 반사학)과 함께 자석요법을 사용할 수 있다. 치료 사이사이에 부가적인 완화의 효과를 얻기위해 침혈에 자석을 사용한다.

자석치료가 다른 요법(동종요법, 약초요법, 시아추, 반사학)과 함께 사용할 경우 나쁜 영향을 주어서는 안 된다. 사실, 이중요법이 두 개로 분리해서 치료하는 것 보다 더 효과적이라는 실험결과도 있다. 그러나 동종요법의 약품과 향기치료에서 강한 향은 자석에 불리한 작용을 할 수가 있기 때문에 같이 사용하는데 주의를 기울여야 한다.

주의사항

스포츠 상해와 같은 명확한 상처의 경우에는 자석이 혈류를 개선한다는 간단한 규칙에 의해 외부나 내부적으로 출혈이 없을 시 자석을 사용할 수 있다.

자석은 손상된 근육에도 내부 출혈이 없을 시(대개 상해 후 4일에서5일정도 후) 효과적이다.

편두통
Migraine

편두통은 심한 두통보다 통증이 더 심하다. 편두통환자는 두통이 있는 동안 무기력해지고 두통이 끝날 때까지 활동을 할 수가 없다. 게다가 한쪽 머리에만 미치는 두통(그러나 전체적으로 영향을 줌)은 시력손상, 메스꺼움, 그리고 현기증이 자주 동반된다. 많은 사람들은 시력을 손상시키는 지그재그 선 모양의 빛이 번쩍거리는 경험을 하기도 한다.

편두통의 원인들 Migraine triggers

기본적인 편두통의 원인들은 음식물, 스트레스, 그리고 호르몬의 주기에서 발생한다. 개인마다 그 원인이 이중 하나이거나 그 이상일 수 있다. 많은 사람들이 복합적인 이유로 편두통을 갖게 된다. 그러나 복합적인 이유가 항상 같은 곳에 편두통을 생기게 하는 것은 아니다. 실질적으로 그 원인은 다양하며 다양한 형태로 편두통이 나타난다.

예방적 치료 Preventative treatment

만약 어떤 음식 때문에 편두통이 생겼다고 의심이 가면, 개선이 있는지 없는지 보기위해 그 음식을 먹지 않는다.

미국의 조사에 의하면, 스트레스로 인한 편두통과 두통 환자들은 작은뒤머리곧은근이라고 하는 작은 근육에 생기는 긴장을 풀기 위해 두개골아래와 첫번째 척추골사이의 목 부분을 문질러야 한다라고 했다.

많은 사람들은 편두통이 있기 전과 그 동안에 등 위, 어깨, 특별히 어깻죽지와 척추사이 근육이 긴장되는 경험을 한다. 대부분의 환자들은 자신에게 오는 조기징조로 알기 시작한다. 이러한 경우 자석사용을 효과적인 이완기술과 함께 하면 편두통의 증상을 줄이거나 예방하도록 도와준다. 가능한 빨리 치료를 하는 것이 좋다.

주기적인 편두통으로 고통 받고 있는 여성들은 대부분 호르몬과 관련이 있다. 이럴 경우는 편두통이 있기 전 24시간 동안 계속 기록을 하면서 자석과 이완치료를 시작한다.

편두통을 위한 자석 사용

Using magnets for migraines

미국 코슬러 재단(Koestler Foundation)의 연구에서는 저주파 전자기 에너지가 편두통에 크게 영향을 미친다는 사실을 밝혔다. 환자들에게는 전자기 자극을 받기 위해 '발생장치' 를 휴대하도록 권고한다. 이 연구는 이것이 편두통의 빈번함과 통증의 정도를 줄인다고 말하고 있다.

초기 연구는 뇌에 미치는 약한 전기력이 중앙신경의 흥분성을 조절한다라는 사실과 전자 자기장이 세포막을 통과하는 이온농도에 영향을 준다는 사실을 밝혔다. 또한 체액의 전기적 성질은 그러한 자기장에 노출되면 변화된다는 것도 증명했다. 더 간단히 말하면, 작은 전자력이 인체에서 작용하는 체액을 변화시킬 수 있다는 것이다. 대다수의 편두통 환자들은 그들의 통증을 전기에 관한 용어로 설명한다. 전기폭풍이 머리로 스쳐 지나간다는 표현이 일반적일 것이다. 그리고 자기와 전기사이의 유대관계를 증명함으로써, 편두통 치료에 자석을 사용한다는 기초가 확립되었다.

작은 자석으로 편두통을 완화하기

Reducing migraine pain with small magnets

편두통이 일어날 것 같은 첫 조기 경고 징조를 느끼자마자 어깻죽지사이 등위 부분(이 곳에 닿을 수 있도록 도움이 필요하다), 그리고 발등과 머리에 N극쪽이 피부에 닿도록 자석을 적절한 곳에 붙인다. 더 구체적인 설명은 이번 장에 있는 각 사례마다 설명된 내용과 특별한 위치를 참고하도록 한다.

모든 경우에 자석은 N극이 피부에 닿도록 고정한다. 정확한 침혈을 찾기 위해서는 설명된 부위를 부드럽게 누르면서 민감한 곳을 찾는다. 그런 다음, 적절하게 자석을 고정시킨다. 모든 증상과 위험징조가 없어질 때까지 자석을 놔둔다. 진통제와 다른 치료가 같이 병행될 수 있다. 긴장을 풀고, 뜨겁거나 따뜻한 목욕이 도움이 된다면 목욕을 한 후 완전히 몸을 말린 다음 자석을 사용한다.

긴장과 스트레스에 관련된 편두통

Tension and stress-related migraines

아래에 설명된 침혈에 자석을 적용한다. 페이지 24-32에 있는 경락도가 도움을 줄 것이다.

B 14과 B 43사이 (궐음유~고황)

어깻죽지와 척추사이로 어깻죽지 중앙 바로 위

B 16과 B 45사이 (독유~의희)

어깻죽지와 척추사이로 어깻죽지 아래부분에서 2-5cm(6-2in)정도 위

SI 14 (견외유)

어깻죽지 위로 어깻죽지 위부터 척추쪽으로2cm(1in)정도

T 15 (천료)

어깨 뒤 부분으로 어깨 바깥 끝쪽과 척추 중앙사이의 중간쯤

GB 21 (견정)

T 15 위 2cm(1in) 정도

GB 12 (완골)

머리 뒤 귀 뒷부분 아래쪽

B 10 (천주)

목이 머리와 결합되는 곳으로 두개골 근저에 있는 오목한 부분

Liv 3 (태충)

엄지발가락과 두 번째 발가락사이 발위로 그 발가락사이의 막으로부터 2-5cm(1-2in) 정도 위

LI 4 (합곡)

손등으로 엄지손가락과 다른 손가락을 분리해 주는 V자 모양 뼈에서 엄지손가락과 집게사이

GB 1 (동자료)

얼굴 위 눈 바깥쪽 모서리

귀와 눈 사이 얼굴부분으로 귀의 1/3 지점 위에서 눈 쪽을 향해 절반정도 온 지점

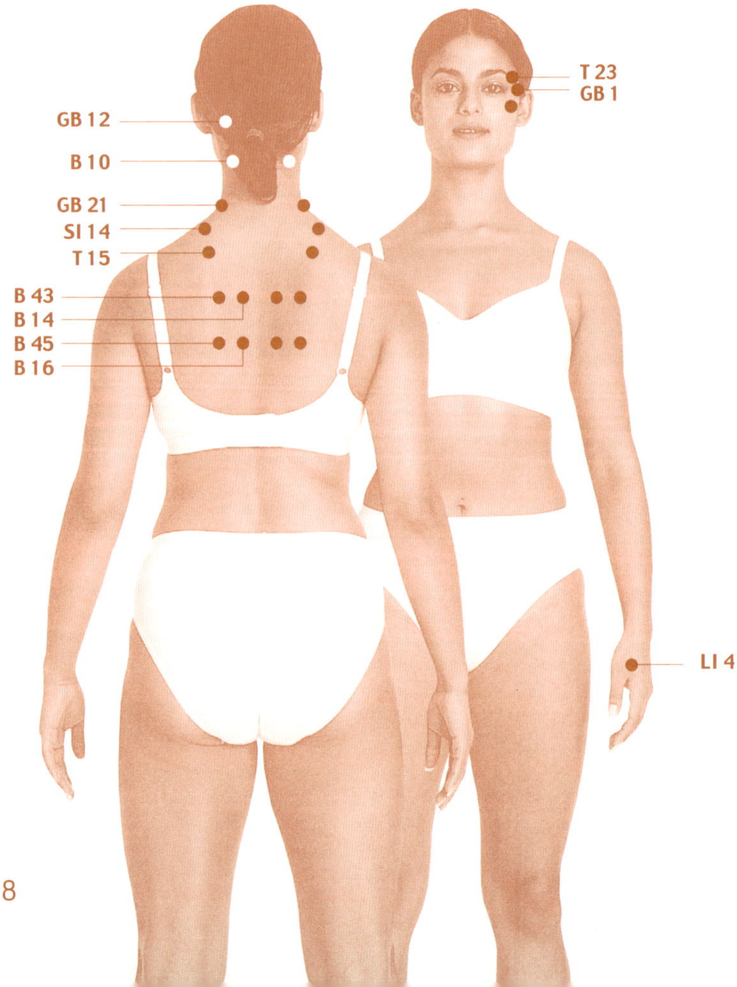

음식 알레르기와 관련된 편두통

Food intolerance-related migraines

아래에 설명되어진 혈에 자석을 적용한다.

St 36 (족삼리) 무릎 바로 아래 다리 바깥 쪽(페이지 29 참고)

Liv 3 (태충) 엄지발가락과 두 번째 발가락사이 발위로 그 발가락사이의 막으로부터 2-5cm(1-2in)정도 위 (페이지 32참고)

LI 4 (합곡) 손등으로 엄지손가락과 다른 손가락을 분리해 주는 V자 모양 뼈에서 엄지손가락과 집게사이(왼쪽 참고)

K 1 (용천) 발바닥 중앙선으로 발가락 볼 바로 뒤

B 18 (간유) 척추 옆 등 부위로 어깻죽지 아래와 부동늑골 아래 사이의 중간 정도

B 21 (위유) 척추 옆 등 부위로 척추에 붙어있는 마지막 갈비뼈 지점 바로 아래

B 10 (천주) 목이 머리와 결합되는 곳으로 두개골 근저에 있는 오목한 부분

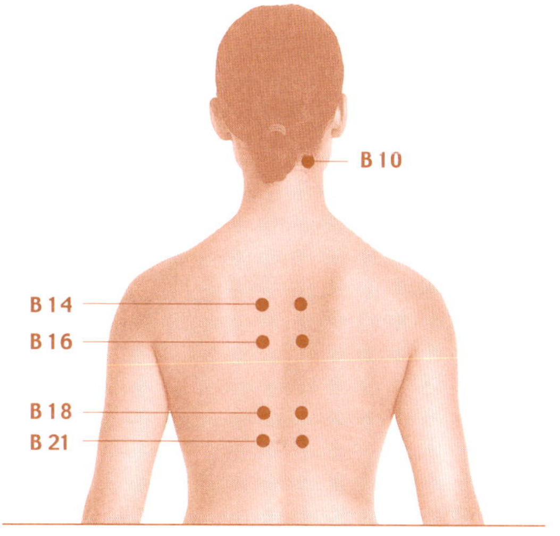

GB 1 (동자료) 얼굴 위 눈 바깥쪽 모서리

T 23 (사죽공) GB 1 바로 위

B 14 B 43 사이와 **B 16 B 45** 사이 긴장과 스트레스에 관련된 편두통에서 설명한대로

편두통 MIGRAINE

사 례

이름: 메리(mary)　나이: 43

증상

Symptoms

한 달에 두 번 정도 3일을 연속해서 편두통으로 고통 받고 있다.

치료

Treatment

근육경직과 뻣뻣함이 있는 목 위 부분과 등을 마사지한다. 편두통이 심한 부분에 침을 놓으면 단기간 통증완화가 된다. 이어서 일어나는 편두통에는 초기증상이 확실하게 나타나자 마자, 스트레스와 긴장으로 인한 편두통을 위해 사용되는 경혈에 자석을 적용하고 5일 동안 둔다. 메리는 보통 때보다 심각한 편두통의 증상이 적어졌다. 이러한 절차를 다음에 오는 다섯번의 편두통에도 적용했다. 치료를 할 때마다 심각한 편두통은 가벼운 두통으로 느낄 만큼 줄어들었다. 그런 다음 **Liv 3(태충), LI 4(합곡)**, 그리고 **T 15(선묘)** 지점에는 자석을 7일 동안 놔둔다. 지금 메리는 심각한 편두통이 일년에 단지 한번 정도로 느낄 만큼 줄어들었다. 자석은 여전히 통증을 감소시키기 위해, 편두통이 시작될 때 사용되고 있다.

순환장애와 경련
Circulation problems and cramp

순환 문제는 혈관을 통하는 혈액순환이 약해지면서 발생한다. 인체의 특별한 부분에 혈류가 약해질 때 쉽게 알 수 있다. 나쁜 순환은 손발저림, 욱신거림 또는 길고 고통스러운 근육의 위축이 있는 경련 같은 다양한 증상을 보여준다. 경련이 인체내의 염분의 불평형으로 생길 수 있다고는 하지만, 주로 피로나 잘못된 자세 또는 스트레스로 인한 경우가 더 많다. 경련은 또한 근육에 일어나는 연축증상으로, 움직임을 위한 근육사용은 가능하지만 특정한 일을 하지 못하게 만든다. 경련이 있는 근육에 혈류를 개선하는 것은 염분의 기능을 활성화시켜 경련을 일으키는 것을 극복할 것이다.

음식과 운동
Diet and exercise

음식과 운동은 혈액의 질, 혈액을 운반하는 혈관의 기량, 심장의 효율성에 많은 영향을 주고 있다. 모든 순환장애는 전문의, 식이요법, 그리고 운동체계에 의해서 검토될 필요가 있다. 흡연과 과도한 음주는 피해야 한다. 만약 순환장애를 일으키는 원인들이 계속되면 자석치료는 소용이 없을 것이다.

경련을 일으키는 일반적인 원인들
Common causes of cramp

흔히 환자들은 다리 아래쪽이나 발에 나타나는 심한 경련으로 인한 통증으로 밤에 깨어나곤 한다. 그런 후 다시 혈류가 흐르면 바늘이나 핀으로 찔린 듯한 감각 또는 그 부분이 욱신거림을 느끼게 된다. 이러한 형태의 경련은 긴장을 푼 상태에서 사지를 심장보다 높게 올림으로써 생기는 것이다. 이것은 하지에 흐르고 있는 혈액을 조절하는 혈압을 떨어뜨리게 한다.

스포츠와 체력 단련을 하는 아마추어와 프로들은 때때로 올바른 준비운동과 마무리를 하

> **주의사항**
>
> 특히 순환장애로 생기는 심각한 통증과 장애가 있다면 주치의의 조언을 항상 들어야 한다.

지 못했을 때, 그리고 순환계에 과도한 무리를 주었을 때 경련으로 고통을 받을 수 있다. 땀을 너무 많이 흘리면 인체의 염분을 감소시켜 경련을 야기시키기도 한다. 과도한 운동과 인체보다 훨씬 뜨거운 곳에서 계속 있는 것은 염분 손실의 원인이기도 하다.

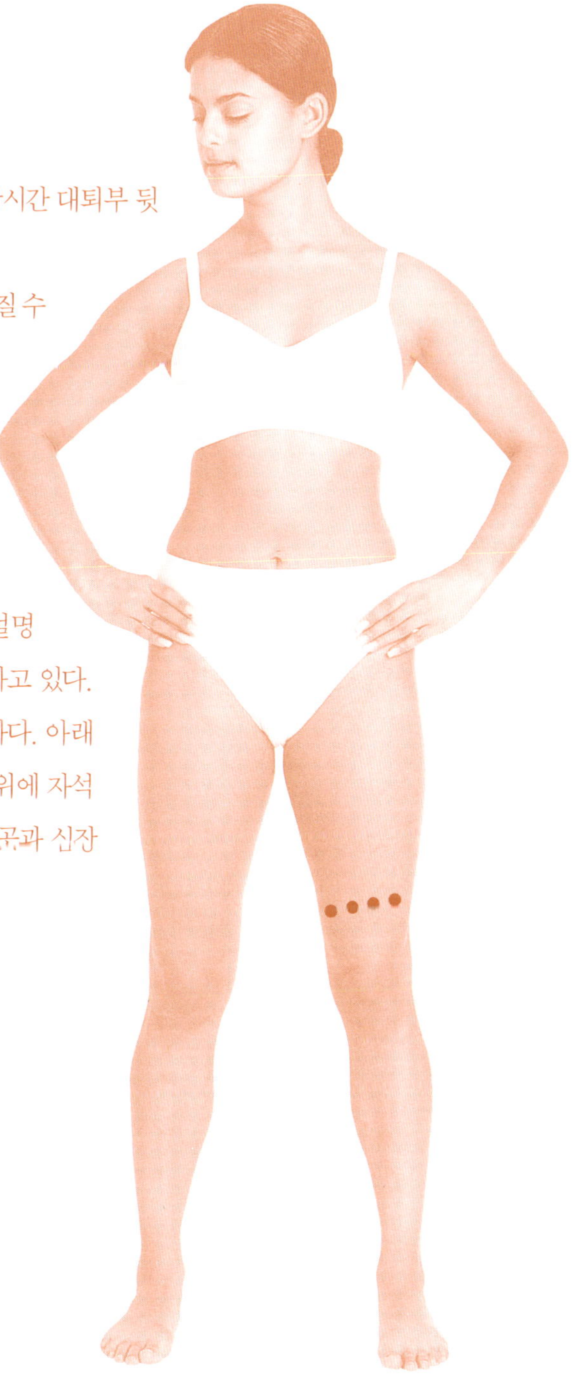

경련을 일으키는 원인
Mechanical causes of cramp

오랜동안 같은 자세로 앉아 차를 운전하는 사람들은 장시간 대퇴부 뒷부분이 눌리기 때문에 경련을 일으키는 경우가 있다.
통증 때문에 운전중 집중이 어려워 위험한 상태에 놓여질 수도 있다. 이러한 형태의 경련은 혈류를 중단시키는 기능적 압력에 의한 것으로 생리적인 장애는 아니다.

자석 부착하기
Placing the magnets

심장은 혈액을 인체 곳곳으로 공급한다. 일반적으로 설명서에서는 순환이 감소된 자리 위에 자석을 붙이도록 하고 있다. 이것은 심장에서 더 가까운 곳에 두라는 의미이기도 하다. 아래쪽 다리에 문제가 생겼을 때는 오른쪽 그림처럼 무릎 위에 자석을 두고 아래쪽 팔에 문제가 있을 때에는 통증이 있는 곳과 심장 사이에 자석을 붙인다.

다른 요법들

순환계 증상에 이용하는 사기요법을 성공적으로 증진시켜주는 치료들

- 요가
- 시아추(일본식 지압)
- 가벼운 운동

경련 CRAMP

사 례

이름: 캐서린　나이: 78

증상
Symptoms

캐서린은 자주 경련으로 인해 잠에서 깨어났다. 그녀는 수년간 오른쪽 다리에 간헐적인 경련으로 고통을 받았다.

캐서린의 식단과 운동량을 체크해 보면 그녀 나이에 비해 모두 적당했다. 이러한 경우 언제 몸에 이상이 시작되었는지 그리고 무엇이 병들을 일으키는 원인인지에 대한 정확한 정보가 없는 경우가 흔하다.

이런 경우 치료사는 원인에 대한 정확한 지식없이 상황을 처리해야만 한다.

치료
Treatment

캐서린은 다리주위에 접착성 원형 테이프가 보이도록 두는 것을 원하지 않았다. 그래서 600가우스 정도의 작은 자석을 오른 쪽 무릎 위 8cm (3in) 위치에 각 간격을 5 cm (2 in)로 해서 치마단 위로 붙였다. 자석을 붙이고 이틀 안에 그녀는 경련이 일어나지 않았다. 그 자석들을 5일 후에 제거했고, 캐서린은 치료 이후 6개월 동안 경련으로 고통 받지 않았다.

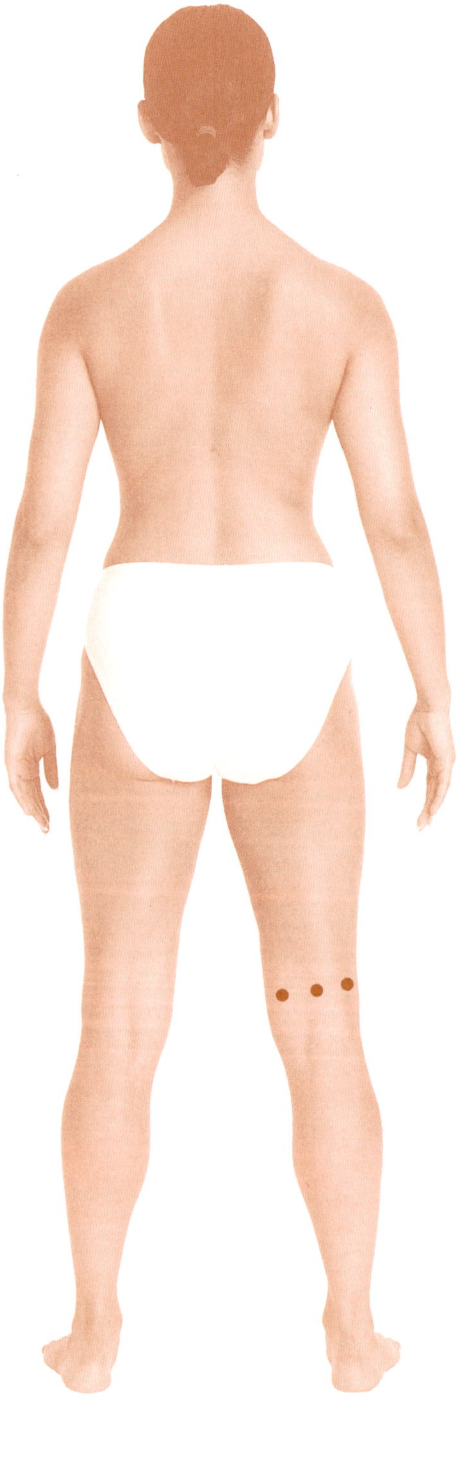

마비된 팔과 손 NUMB ARM AND HAND

사례

이름: 크리스토퍼　나이: 49

증상
Symptoms

크리스토퍼는 왼쪽 팔과 손의 저림으로 고통을 받아왔다. 그의 주치의는 왼팔과 손의 감각신경이 약해져서 생긴 질병이라고 했다. 의사는 휴식과 항우울제 투여를 조언했다.

크리스토퍼의 혈압은 정상이었으며 콜레스테롤의 수치가 조금 높았으나 염려할 단계는 아니며 흡연도 하지 않았고 심하게 아파본 적도 없었다. 알코올 섭취량도 아주 높지 않았으며 그의 식단과 운동량은 좋은 상태가 아니었다. 그는 오른손잡이이며 왼손으로 기어를 조절하면서 장거리를 운전해야만 했다. 일반적인 스트레스 수준은 높았지만 위험한 수준은 아니었다.

치료
Treatment

다섯번의 시아추(일본식 지압)치료를 시작했으며 자석요법을 중간에 사용했다. 장기간의 스트레스로 인한 질병을 막기 위해 크리스토퍼는 요기를 시작하고 알맞은 식단을 짜고 더 많이 걷기를 권고 받았다. 한 시간 정도의 걷기는 주 중의 스트레스를 해소하는데 도움을 주었다.

왼쪽 팔에만 자석을 붙이고 사용한 위치는 왼쪽 어깨 경혈인 **LI 5(견우)**, 목과 왼쪽어깨 경혈사이의 중간인 **GB 21(견정)**, 그리고 엄지와 검지사이의 V자 모양의 뼈에서 손능부위인 **LI 4(합곡)**이다. **팔꿈치(전완)위** 8cm(3in)부분에 5 cm(2in)간격으로 둥글게 붙여주었다.

그는 증상이 점진적으로 호전을 보였고 다섯 번째 시아추 치료를 한 후에는 팔과 손의 저림 증상이 없었으며 그의 스트레스 수준도 줄어들었다.

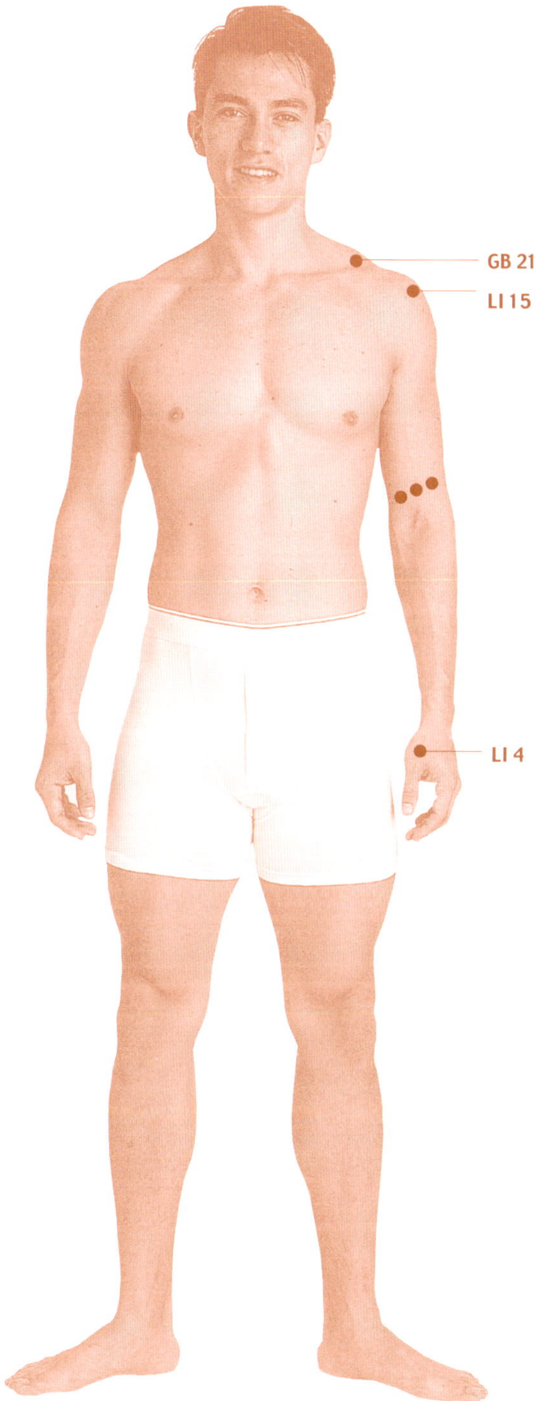

스포츠 상해
Sports injuries

강도 높은 스포츠 상해는 특별한 의학적인 조치가 필요하다. 상해가 심각하다고 생각되면 즉시 적절한 치료를 찾아야한다. 두부의 손상이거나 의심이 되면 즉시 해당 전문의에게 치료를 받아야 한다. 손상에 대한 위험성을 간과하면 안 된다. 생각보다 후유증이 더 심각해 질 수 있다.

가벼운 스포츠 상해 또한 즉각적인 조치가 필요하다. 빨리 치료하지 않으면 만성적인 질병으로 전환될 수도 있다. 장기간 방치하면 체위의 문제가 생겨 훨씬 나빠질 수가 있다. 모든 다양한 스포츠 상해에 대한 정보는 전문서적에서 보도록 하고 자석치료로써 자기요법을 사용하기 위해 이 책에서는 일반적이고 심각하지 않은 문제에만 초점을 맞추었다.

염좌(관절에 일어나는 외상)와 좌상(외부 상처가 없는 조직의 손상)
sprains and Strains

염좌와 좌상은 가장 일반적인 스포츠상해이다. 이것은 부동관절 주위에 있는 뼈와 뼈를 연결해 주는 조직이나, 뼈와 근육을 연결해 주는 조직이 과도하게 늘어나는 경우에 생긴 이러한 조직의 과도한 신장(overstretching)은 그 부위에 가중(몸의 무게와 들어올려야 하는 것의 무게)된 방향이 갑작스럽게 변화하는 과정에서 생겨나는 것이다. 이것은 곧 손상을 입힌다. 이러한 손상을 야기시키는 것은 실제의 가중 그 자체라기 보다는 오히려 방향에 변화가 있을 때 생긴다. 냉습포와 온습포를 바꿔가면서 붙이고, 자기요법과 마사지는 치료를 도울 것이다.

주의사항

내 · 외적으로 출혈이 있을 때는 자석을 사용하지 마라. 왜냐하면 끊어진 모세혈관과 혈관들은 치료를 위해 혈류를 감소시키고 혈압을 제한해야 하기 때문이다. 자석은 그 반대 효과를 가져온다.

근육파열
Torn muscles

실제, 갑작스러운 가중의 증가는 근육이나 연결조직을 파열하는 심각한 상태의 원인이 되기도 한다.

냉습포를 사용하는 것은 가장 최선의 응급처치이다. 그리고 전문가의 조언이 중요하다. 마사지와 자석은 모든 내부적인 출혈이 멈춘 후에 사용해야만 한다. 조직의 넓은 부위의 파열이나 작지만 중요조직이 파괴되는 근육파열은 심각한 문제이며 장기간 치료를 요한다. 그리고 치료된 조직은 원상회복이 쉽지 않다. 이전에 있던 손상부위가 더욱 손상받기 쉬운 것은 이 때문이다.

예방

Prevention

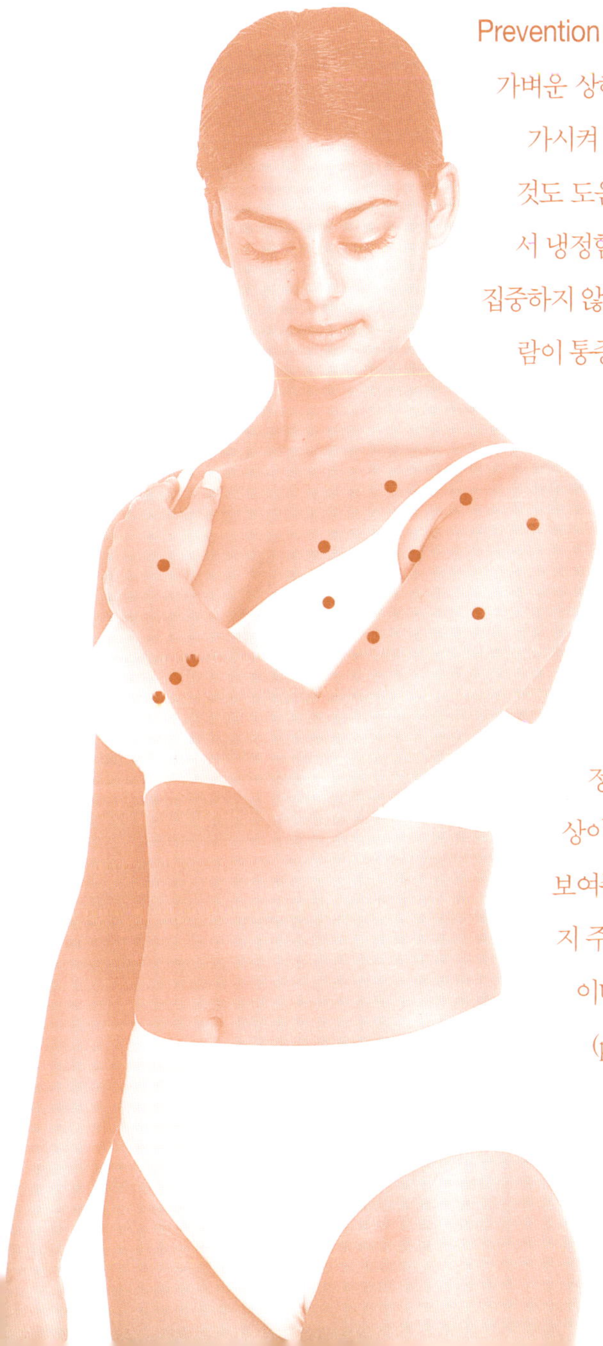

가벼운 상해는 요가와 유연한 움직임의 훈련들을 통해 유연성을 증가시켜 예방할 수 있다. 상해의 원인이 발생하지 않도록 조심하는 것도 도움을 줄 것이다. 체육관에서의 장난은 위험하다. 경기장에서 냉정함을 잃으면 예상 밖의 상해를 입을 수 있다. 그리고 운동에 집중하지 않는 것도 상해의 원인이다. 항상 조심하자. 그럴 때 모든 사람이 통증 없는 스포츠 활동을 즐길 수 있다.

작은 자석으로 하는 치료

Treatment with small magnets

자기치료의 기본적인 목적은 영양소를 그곳으로 공급하고 상처 난 곳을 치료하는 것이다. 자석이 혈류를 개선하고, 붓기와 통증을 줄인다는 사실은 알고 있다. 손상된 곳 중앙에 작은 자석을 두고 그 주위 곳곳에 5cm(2in) 정도의 공간으로 자석을 더 붙인다 왼쪽 그림은 어깨에 손상이 있을 때 그 통증의 근원과 그 주위에 붙인 자석의 위치를 보여주고 있다. 사지에 손상이 있을 때는 심장과 상처사이의 사지 주변에 자석을 둘러서 붙인다(그림에서는 왼쪽 손목의 경우이다). 손등에 보여지는 자석은 손목 통증 시 부착될 수 있다 (p 57 참고).

골프로 인한 상해
Golf injuries

유명한 프로 골프 선수들은 추위와 습기, 바람에 오래 노출되고 특정 관절과 근육조직을 계속 사용하기 때문에 그것으로 인해 생기는 손상의 불쾌감을 줄이기 위해 자기밴드, 자기 매트리스 그리고 자석을 사용한다.

자기밴드는 '골프엘보(golfing elbow: 반복되는 외반 긴장으로 나타나는 팔꿈치 관절 안쪽의 통증)' 의 경우에 도움을 주고 있다. 작은 자석을 오른 쪽 어깨 경혈 **LI15(견우)**와 엄지 옆 손목뼈와 만나는 'V' 자 형 뼈 위 손등에 있는 경혈 **LI4(합곡)**에 붙이면 회복의 속도를 빠르게 할 것이다. 프로 선수들의 가장 큰 문제는 통증에 상관없이 쉬지 못하고 계속 운동을 해야 한다는 점에 있다. 자석은 계속적으로 운동을 하게 함과 동시에 치료도 해준다.

골프 선수들과 모든 라켓과 관련된 운동 선수들은 흉근이 상완골(팔의 상위 뼈) 에 붙어있는 지점에 염증이 생겨 고통을 받곤 한다. 상완이 가슴쪽으로 저항을 받아 잡아당겨 늘어질 때 통증과 허약함이 나타난다. 상완에 영향을 미치는 모든 부위 주변과 어깨 앞에 자석을 붙이면 회복이 빠를 것이다.

라켓스포츠
Racket sports

염증이 생긴 어깨 근육은 운동하는 동안과 운동 후에 통증을 일으킨다. 근육이 파열되어있지 않다는 검사가 나왔다면 자석을 압통점에 (p 55쪽 그림) 보여진 대로 붙인다. 그리고 난 후 쑤시는 부위 주위를 둥글게 둘러서 자석을 붙인다.

다른 요법들

스포츠상해에 사용하는 자기요법을 성공적으로 증진시키는 치료들

- 주치의의 권고하에서의 견인(Traction)과 수기요법(Manipulation)
- 마사지

손목 통증 WRIST PAIN 사 례

이름: 로버트 나이: 28

증상
Symptoms

로버트는 투창선수로 오른쪽 손목에 통증이 있고 운동성이 손실되었다. 이런 상태는 지난 몇일 동안 악화되었다. 그러나 보이는 멍이나 붓기는 없었다.

치료
Treatment

자석을 **LI15(견우)** (오른쪽 어깨의 경혈)와 손목 주름에서 5 cm(2in) 위 손목에 2cm(1in)간격으로 둥글게 둘러서 두었다. 거기다가 자석 하나를 더 엄지 옆 손목뼈와 만나는 'V' 자 형 뼈 위 손등에 있는 경혈(p 55 참고) **LI 4 (합곡)**에 붙였다.

로버트에게 일주일 정도 투창던지기를 그만 두게 했고, 팔로 하는 가벼운 운동과 뛰기와 걷기를 권장했다. 10일 후, 어느 정도의 통증 완화는 있었지만 본래의 운동량 만큼으로 돌아갔을 때는 불편함을 느꼈다. 실질적인 도움을 주기위해 그 손목 부위에 자기밴드를 두었다.

여전히 로버트는 훈련이나 경기 중에 이 자기밴드를 사용하고 있다. 그 외에는 움직임에 문제가 없다.

발가락 손상 TOE INJURY 사 례

이름: 스테파니 나이: 24

증상
Symptoms

스테파니는 맨발로 달리다가 고정된 물체에 부딪쳐 오른쪽 발의 새끼발가락이 크게 다쳤다. 심한 통증이 있었지만 18시간이 지난 후에는 내부적 출혈이라고 볼 수 있는 붓기와 멍은 없었다.

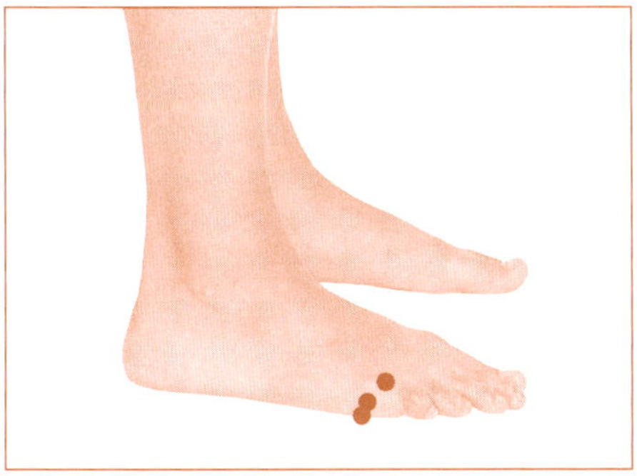

치료
Treatment

자석을 오른쪽 **새끼발가락 바닥, 오른쪽 발 가상사리 바깥쪽, 그리고 새끼발가락**과 그 옆 발가락 사이 **발등에** 붙여 주었다. 이틀 후에 통증이 줄었고, 4일 후에는 자석을 제거했다. 7일간 더 휴식을 취하도록 권했고, 새끼발가락의 탈구와 상처 확대를 막기위해 접착성 테이프를 그 발가락에 붙인 후 운동을 조심스럽게 하도록 했다. 그 후 7일이 지난 다음 스테파니는 정상적인 상태를 회복할 수 있었다.

월경으로 인한 문제
Menstrual problems

월경기간에 자궁에서 배출되는 혈액과 기타물질을 멘스라고 한다. 보통의 월경기간은 4주 간격으로 일어나며, 3일에서 7일간이다. 이러한 월경주기로는 출혈동안과 그 전에 나타나는 월경통증과 불쾌감의 정도를 알 수가 없다. 어떤 여성들은 신체적인 통증 외에도 호르몬으로 인한 감정의 변화와 신경의 긴장을 경험한다.

복부경련
Abdominal cramps

대부분의 여성들은 월경기간 동안 출혈이 시작되기 바로 전에 복부통증이 일어난다. 통증이 있기 전날에 작은 자석을 적절한 경혈에 붙이면 이러한 통증을 완화시킬 수 있다. 자석을 몸 양쪽으로 다음과 같은 경혈들에 붙인다.

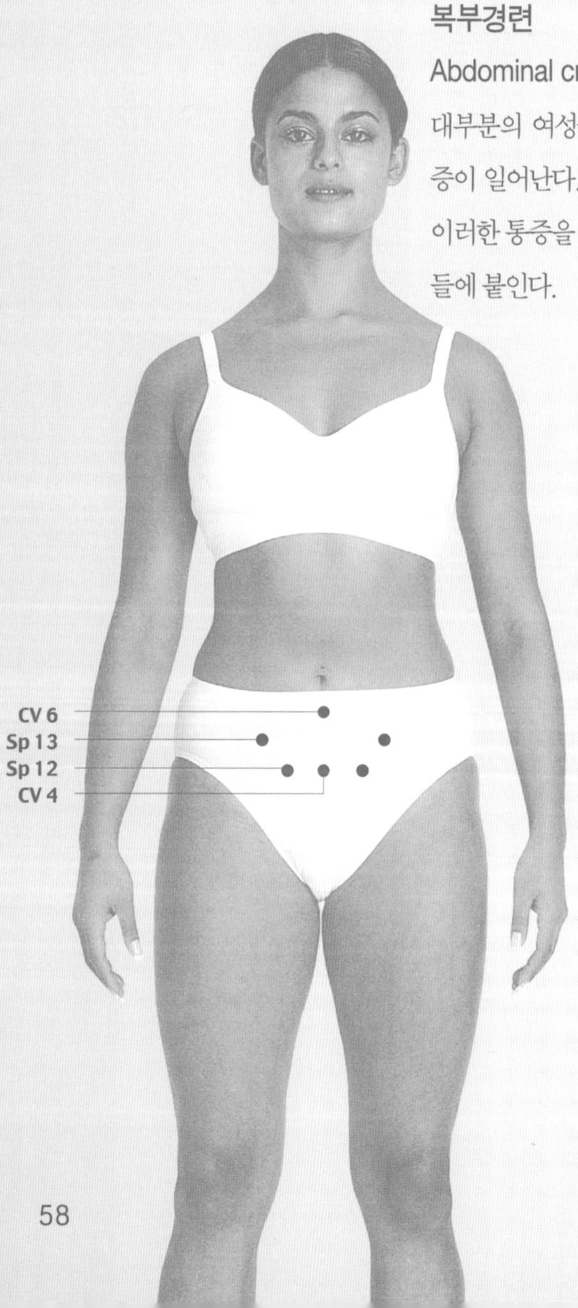

Sp 12(충문) 몸 앞면에서 대퇴관절구가 골반대에 위치한 곳으로 골반의 뼈 위

Sp 13(부사) Sp 12 바로 바깥쪽 위

B 27(소장유) 등뼈 쪽으로 마지막 척추골 바로 아래 (오른쪽 그림 참고)

B 28(방광유) B 27로부터 2cm (1 in)아래 (오른쪽 그림 참고)

또한 **CV 6(기해)**(골반골 위를 지나도록 선을 그렸을 때 바로 아래로 몸 앞면의 중앙)과 **CV 4(관원)**(CV 6에서부터 직선아래로 5 cm (2 in)정도)도 효과적이다.

다른 요법들

월경으로 인한 문제를 치료할 때 이용하는 자기요법을 성공적으로 증진시켜주는 치료들

- 요가
- 이완기술(Relaxation techniques)
- 처방된 진통제
- 시아추(일본식 지압)

자석을 두어서 효과를 얻을 수 있는 경혈들:

B 48(양강) 등 쪽에서 몸 바깥쪽과 중앙 선의 중간정도

Sp 6(삼음교) 경골 바로 뒤 발목에서 위로 5 cm(2in)정도. 임신의 가능성이 있고 월경보다 임신에 의한 경련이었다면 이 경혈은 사용하지 말아라.

Sp 4(공손) 발 안쪽 가장자리로 뼈의 능선을 따라 엄지 발가락과 발 뒤꿈치사이 의 중간쯤 (p 60 참고)

요통

lower-back pain

많은 여성들이 월경주기 동안 등 아래 통증으로 고통 받고 있다. 몸 양쪽에 다음과 같은 경혈들을 사용한다(그림에서는 오른 손 쪽 등에 있는 경혈들만을 보여주고 있다).

B 29(중려유)와 **B 30** 관골구에서 같은 높이로 해서 등 부분 중앙선쪽에서부터 2cm (1in)정도쯤

Sp 12(충문) p 58 참고

B 23(신유)와 **B 25(대장유)** 등 부분 중앙성 쪽으로 B 25는 골반 위 바로 아래이고 B 23은 B 25 바로 위다. (오른쪽 그림 참고)

월경전 증후군

Premenstrual syndrome

PMS (또는 PMT)는 월경 전에 일어나는 감정성 스트레스와 신경성 긴장을 말할 때 사용하는 용어이다. PMS를 치료하기 위해 자석을 다음과 같은 경혈들에 사용한다.

B 31(상료) 과 **B 32(차료)** 이 두 경혈은 등 중앙쪽 B 27 바로 밑에 있으며, B 32는 B 31 밑에 있다.

CV 6(기해), **CV 4(관원)** 왼쪽 그림 참고, **B 48(양강)** 오른쪽 그림에서 윗부분 참고

Sp 4(공손) (p 60참고)

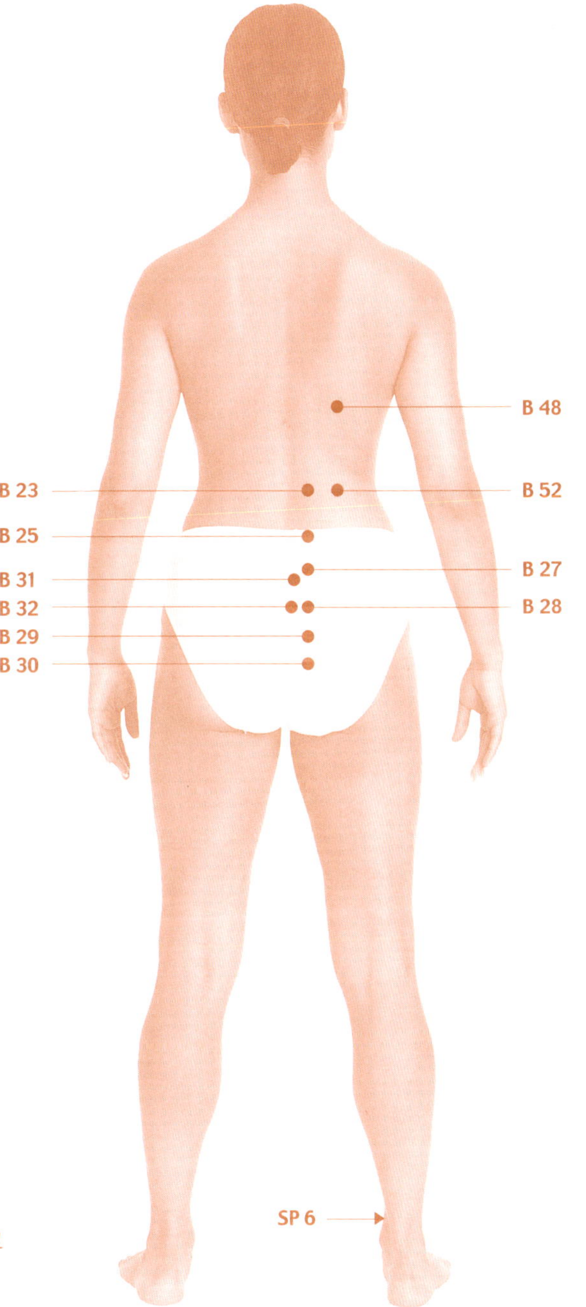

생리불순

Irregular periods

월경주기가 불규칙하고 예측하기 어렵다면, 정밀 검사를 통해서 인체조직이 모두 적절하게 움직이고 있는지를 검토해야 한다. 모든 것이 정상이고, 월경주기를 정상화시키기 위해 피임약을 사용할 수 없다면, 월경이 끝난 후 자석을 **CV 6(기해)**, **CV 4(관원)** 그리고 **Sp 6(삼음교)**에 매달 10일 동안 사용할 수 있다.

메스꺼움

Nausea

메스꺼움이 있는 경우에는, 손목 안 쪽 **P 6(내관)**에 자석을 두면 가장 이롭다. 이 경혈은 손목 주름에서 5cm(2in) 위로 팔 중앙선에서 두 동맥 사이에 있다.

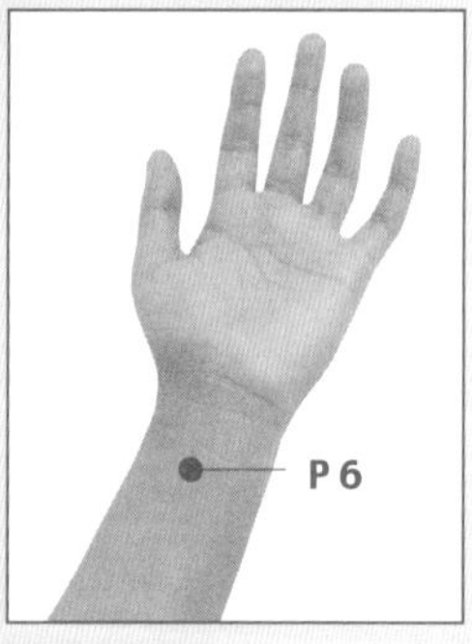

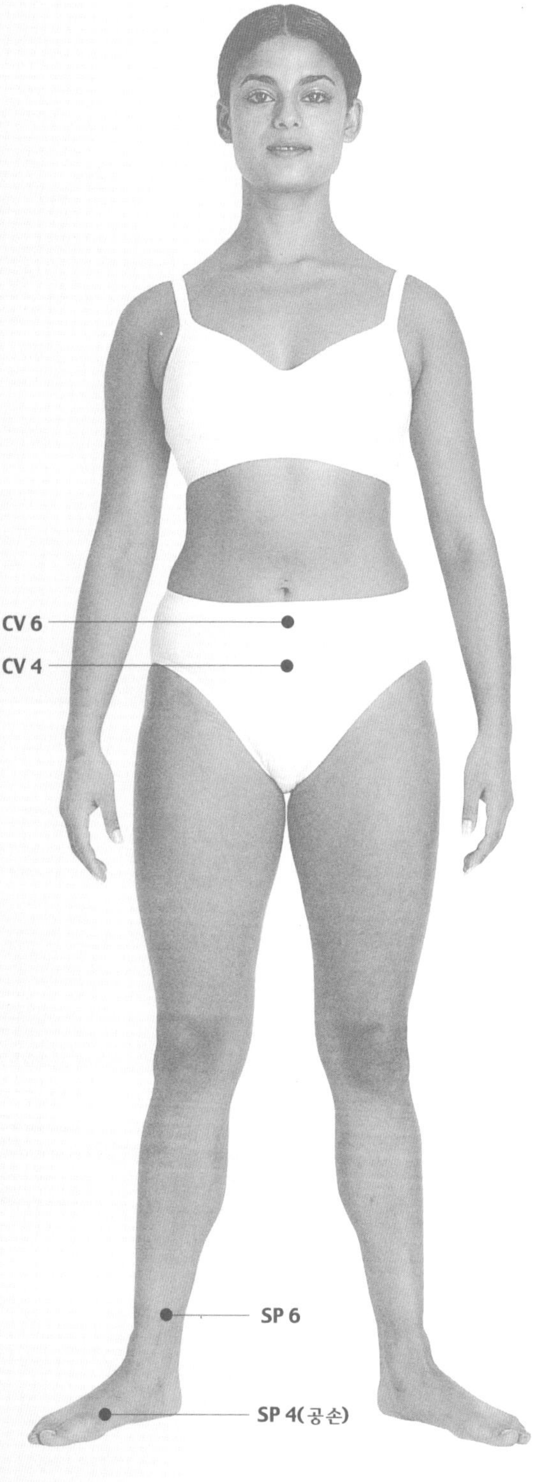

주의사항

치료 받는 사람이 임신의 가능성이 있다고 생각하면 **Sp 6(삼음교)** 경혈은 사용해서는 안 된다.

복부 경련 ABDOMINAL CRAMPS

사 례

이름: 다이아나　나이: 20

증상
Symptoms

다이아나는 매 월경주기마다 5일 동안 지속되는 아주 심한 복부통증으로 고통 받아 왔다. 그때마다 뜨거운 물병을 들고 잠을 청해야만 했다. 주치의는 강한 진통제를 권했지만 그녀는 장기간 이 약들을 먹는 것이 내키지 않았다. 이러한 상태는 사춘기 이후부터 현재까지 계속해서 있어왔으며 학교생활, 시험성적, 대학출석 등 여러 가지 예로 영향을 미쳤다. 다이아나는 몇 가지의 다른 치료들을 시도했었고, 이러한 치료들은 단기간의 효과를 주었다. 그러나, 치료에 대한 비용이 큰 부담이었다. 그녀는 스스로 삶을 향상시킬 수 있는 다른 방법을 찾고 싶어했다.

치료
Treatment

모든 치료에는 초기의 대처단계, 치료단계 그리고 변화단계로 나누어서 고려된다. 다이아나의 경우의 대처단계는 진통제이고, 치료단계는 경련이 오기 전에 자석을 적용하는 것이었다. 그러나, 마지막 단계인 변화단계에서는 해결하기가 아주 어려웠다. 이러한 증상에서는 임신이나 시간의 경과로만 실질적인 변화를 느낄 수 있기 때문에 자기요법이 또 다른 대처방법이기도 했다.

작은 자석을 p 58과 같이 복부경련 치료를 위해 적용했다. 그리고 통증이 없어진 후 하루 더 자석을 두었다. 이러한 치료를 몇 달 동안 계속 한 후, 다이아나는 진통제 없이 정상적인 삶을 살 수 있을 만큼 통증의 정도가 크게 줄었다. 그러나, 통증이 참을 수 없을 만큼 심한 날은 진통제와 자석을 함께 사용했다.

요통 LOWER-BACK PAIN

사 례

이름: 일레인　나이: 25

증상
Symptoms

일레인은 최근에 그녀를 괴롭히기 시작한 허리 아래 통증에 불만을 털어놓았다. 그녀는 임신하지 않았고, 임신을 원하지도 않았다. 이 통증이 그녀의 월경주기와 관련이 있다고 생각했다. 주치의와 상의할 만큼 심한 통증은 아니었지만, 여전히 그녀에게는 문제였다.

치료
Treatment

p 59에서 설명한 위치에 자석을 붙인다.

일레인은 처음 통증이 시작할 때 자석을 재사용했고, 월경이 끝날 때까지 자석을 그대로 두었다. 통증이 줄었고, 진통제 없이 정상적인 생활이 가능하게 되었다.

등의 통증
Back pain

통계에 따르면 등의 통증은 다른 어떤 것 보다 더 불쾌하고 통증이 심하며 일을 못하도록 하는 원인이라고 한다. 그 원인이 무엇일까? 더욱 튼튼한 등으로 발달시킬 수는 없을까? 이러한 문제들을 어떻게 예방하고 해결할 수 있을까?

등의 통증에 대한 분석
Analysing back pain

등의 통증에는 근육, 뼈, 그리고 장기와 관련된 세 가지 형태의 통증이 있다. 통증에 대한 원인과 진단의 목적은 통증완화에 있다. 그리고 그 원인이 암과 같은 심각한 질병이라면 전문의에게 적절한 치료를 받아야하며 암 치료를 위해 강한 전자기장을 사용할 수 있다는 연구 결과가 있지만 아직 인정받을 만한 상황은 아니다.

등의 통증에 자석 사용하기
Using magnets for back pain

우리의 생활양식에 맞는 건강한 몸으로 발전시키기 위해 수천 년 간을 연구해 왔다. 지금까지의 일반적인 지침으로 볼 때, 자석요법은 등에 생기는 다양한 상태들을 치료할 수 있다. 근육통, 체위성 만곡(정골요법, 카이로프락틱, 시아추 마사지)에 도움이 될 수 있다. 충격으로 인한 상해, 일시적인 체위성 만곡, 노화에 적용을 한다. 임신 때문에 생기는 등의 통증도 자석으로 치료할 수 있다.

근육과 관절을 변형시키는 몸무게와 신체 균형의 변화로 인해 불쾌감이 생기고 통증이 있는 것을 자석으로 완화시킨다.

내부의 상처가 없고 뼈에 이상이 없다면 작은 자석은 충격으로 인한 상해가 있을 때 효과적이다.

주의사항

등의 통증을 스스로 치료하기 전에 주치의의 진단이 필요하다.

잘못된 자세로 인한 골격의 만곡은 등통의 원인이 된다. 이러한 통증을 완화시키기 위해서는 장기간이 필요하다. 첫째로 자세의 교정이 필요하다. 이것은 다른 자세에 익숙한 근육이 바른 자세로 돌리려고 할 때 일시적으로 통증을 증가시키기도 한다.

상대적인 배근력 (우리를 똑바로 서게 하고, 뒤로 향하게 해주며, 균형있게 배근육을 잡아주도록 복부와 가슴 근육을 조절하는 근력)사이의 균형장애가 등통의 명확하지 않은 원인이다. 서로 상대적으로 균형을 잡아줄 만큼의 근력을 상실하면 만곡과 통증이 생긴다.

운동
Exercising

바닥에 평평하게 눕고 긴장을 푸는 것은 등통에 도움이 된다. 등통의 기본적인 치료 자세는 의자에 두 다리를 평형하게 놓고 등으로 바닥에 누어서 등과 허벅지가 직각이 되도록 하는 것이다.

다른 요법들

등의 통증에 사용되는 자기요법을 성공적으로 증진시켜주는 치료들

- 척추교정기술(chiropractic techniques)
- 정골요법(osteopathy)
- 미사지(massage)
- 시아추(일본식 지압, shiatsu)
- 처방된 진통제(painkillers under supervision)
- 처방된 요가와 다른 스트레칭 운동

등의 통증의 위치 찾기
Locating back pain

등통의 정확한 위치를 찾는 것은 매우 어렵다. 이러한 통증의 위치는 통증을 느낄 때의 자세와 무게 중심이 어디있는냐에 따라 이동된다. 통증을 느끼는 일반적인 부위에 작은 자석을 두면 도움이 될 것이다. 그리고 그 통증의 중심을 찾을 수 있다면, 자석을 또한 그 지점에 둔다. 전체 요통부위를 자기밴드로 사용하거나 그 둘레에 둘러서 자석을 두는 것은 효과적이다. 그러나 자기밴드의 자석쪽이 등에 있어야 한다.

요통 LOWER-BACK PAIN

사 례

이름: 데이빗　　나이: 28

증상
Symptom

데이빗은 요통으로 병원에 다녔다. 그는 왜 그러한 통증을 갖게 되었는지, 어떻게 다쳤는지를 알지 못했다. 그는 건강한 상태였고, 그의 식사와 운동량은 적당했다. 물리적 검사(Physical examination)는 신장에 생기는 문제들을 줄게 했지만, 뼈의 전치보다는 근육의 긴장과 경직을 야기시켰다.

일하는 동안 취하는 데이빗의 자세가 요통의 원인이 되었다. 그의 일은 노력이 요구되고 스트레스가 많은 일이었다. 그리고 정신적인 스트레스나 긴장이 있을 때 책상에 비해 높은 의자가 허리근육을 당기는 원인이 되었다.

치료
Treatment

아래의 그림처럼 '고양이와 개(cat and dog)' 운동법을 어떻게 하는지 데이빗에게 보여주었다. 이 운동은 특별한 부위에 과다한 당김(Strain)을 주지 않으면서 등 전체를 움직이게 한다. 그리고 항상 몸을 따뜻하게 하고 한쪽으로 고정된 자세를 하지 못하도록 했다. 자석을 다음과 같은 곳에 고정시켰다. 척추의 유연한 지점으로, **등 중앙선에서 양쪽**으로 2cm(1in)정도인 곳과 이 곳에서 10cm(4in)떨어진 **골반대 바로 위를 둥글게 두르면서** 자석을 두었다. 데이빗은 다음날 편안함을 느꼈고, 6일 안에 경미한 통증만을 느꼈다.

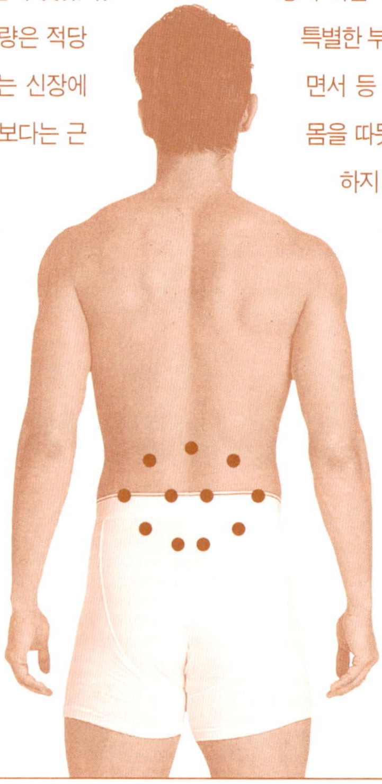

'고양이와 개(cat and dog)' 운동법

1. 머리와 등을 평형하게 하면서 두 손과 발을 바닥에 짚는다.
2. 개 포즈처럼 머리를 위로 들고, 배를 아래로 늘어뜨리면서 아치모양으로 만든다.
3. 고개를 아래로 떨어뜨리고, 배를 위로 올리면서 아치모양을 만들고 고양이 포즈처럼 부드럽게 움직인다. 지금은 등이 위로 향하는 아치모양이다. 앞뒤로 흔들면서 맨 처음의 자세로 돌아온다. 이러한 움직임을 몇 번씩 부드럽게 반복한다.

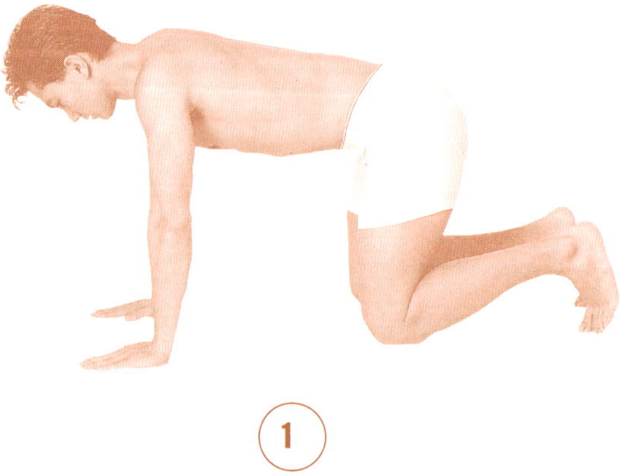

1

어깻죽지사이의 통증 PAIN BETWEEN SHOULDER BLADES 사 례

이름: 자넷 나이: 35

증상
Symptoms

자넷은 등 상위부분에 심한 경직과 불편함을 겪고 있었다. 그녀는 육체적으로 활동적이고 불편함이 없었고, 건강한 음식과 생활 스타일을 가지고 있었다. 그리고 그러한 통증을 일으킬 만한 상해에 대한 기억도 없었다. 검사를 통해 어깻죽지 아래부분 사이에 근육경직이 있다는 것을 알았다. 두통은 없었다. 상담을 한 결과 그녀가 느끼는 심리적 부담이 그녀를 압박하고 있다는 사실을 알아냈다.

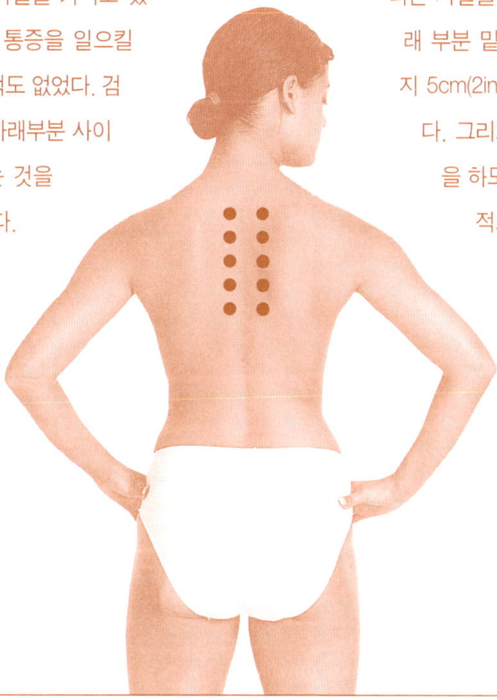

치료
Treatment

우리는 경험을 통해 심리적 긴장이 어깻죽지 위에 있는 근육과 어깻죽지 아래부분 사이에 물리적으로 영향을 준다는 사실을 안다. 그래서, 자석을 어깻죽지 가장 아래 부분 밑 5cm(2in)에서 시작해서 어깻죽지 윗까지 5cm(2in)간격으로 등 **척추 양쪽 선**을 따라 붙인다. 그리고 자넷에게 요가와 물리적인 이완요법을 하도록 했다. 이틀 안에 효과가 있었고 점차적으로 경직과 불편함이 줄어들었다. 무엇보다, 처음으로 이러한 통증을 일으켰던 원인들을 처리하기위해 고정된 긴장감을 풀어주도록 했다.

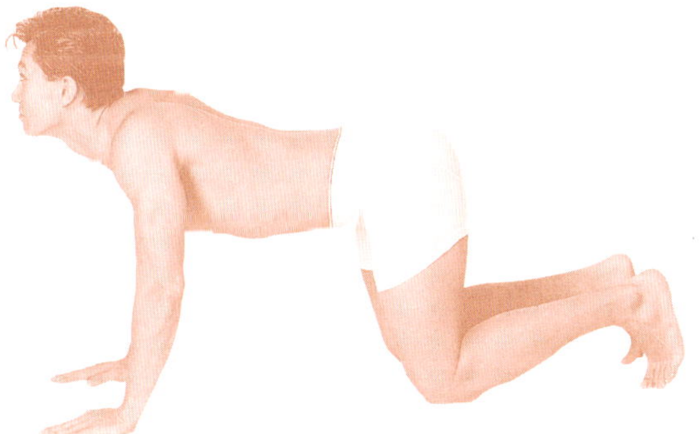

2

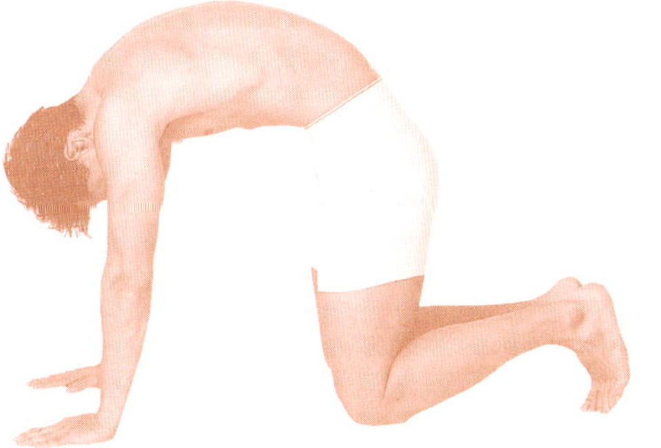

3

류머티즘
Rheumatism

류머티즘은 동통과 통증으로 괴롭힘을 당하는 근육과 관절에서 오는 장애로서, 많은 사람이 일시적인 류머티즘으로 자주 고통 받고 있다.

류마티스양관절염
Rheumatoid arthritis

류마티스성관절염은 관절염의 특별한 형태로, 치료하지 않으면 급속도로 관절에 통증을 증가시킨다. 대개 손가락, 팔목, 그리고 발목으로부터 시작해서 골반, 무릎 그리고 어깨로까지 번진다. X레이와 혈액검사를 통해 류마티스성관절염에 감염된 관절주위의 변화를 알 수 있다. 이 병은 심각하게 병을 악화시킬 수 있으며, 치료를 위한 의학적인 조치가 중요하다.

근육통
Muscular aches and pains

근육통이 몸을 움직이지 못할 만큼 무력하게 만드는 것은 아니지만, 사람을 불쾌하게 하고 성가시게 한다. 자석은 이러한 통증을 효과적으로 완화시켜 준다. 만약 그 원인을 발견해 치료한다면, 급속도로 삶을 향상시켜 줄 것이다.

경미한 통증을 다루기 위해 각 근육의 모양, 위치, 그리고 역할을 모두 알아야 할 필요는 없지만, 심한 통증이나 반복되는 근육통인 경우는 전문적인 도움을 받는 것이 현명한 일이다. 만약 주치의가 진통제만 처방 한다면, 마사지사나, 향기치료사 또는 시아추사(일본식 지압사)와 상의한다. 그리고 본인의 생활습관, 자세 그리고 육체적 활동을 검토함으로써 스스로 건강을 유지해야 하며, 본인에게 병을 반복적으로 주고 있는지를 확인해야 한다. 육체적인 노동에 종사하지 않으면서, 특히 스트레스를 받고 있지 않다면, 어떤 근육들의 위치가 잘못되어 있는 경우이다. 예를 들어, 컴퓨터를 하면서 어깨를 구부리는 것과 같다.

주의사항

통증이 지속적이고, 재발되었거나 심각하다면, 의사의 진찰이 필요하다.

식이요법과 류머티즘

Diet and Rheumatism

많은 서적들과 연구에서 음식이 류머티즘과 관절염의 예방 및 치료에 도움을 준다는 것을 언급했다(p 70-71쪽 참고). 음식 저항성이 근육통을 생기게 할 수 있다. 지속적인 음식 저항성 병을 발병시킬 수 있다. 이러한 음식 저항성을 유발하는 음식을 처음 먹었다고 해서 항상 인체가 문제를 일으키는 것은 아니다. 그러나 사람들은 서로 다르기 때문에 각자에 맞는 식이요법의 조언이 필요하다.

노인과 류머티즘

Ageing and Rheumatism

나이가 들수록 유연성이 적어진다. 경미한 손상의 누적이 영향을 미치기 시작한다. 활동량의 감소, 유연성의 저조, 손상된 조직의 누적 모두가 혈액을 효과적으로 흐르지 못하게 한다. 이것은 근육활동으로 인한 노폐물이 젊었을 때처럼 잘 제거되지 못한다는 의미이다. 원예와 같은 갑작스러운 육체노동이 근육에 부수적으로 노폐물을 생기게 하고 , 그 노폐물의 잔여로 인해 경직과 통증이 일어난다. 운동량을 점차적으로 증가시켜 주는 목욕을 자기요법과 함께 했을 때 류머티즘의 통증을 줄이도록 도와 준다.

류머티즘 통증 완화

Relieving Rheumatic pain

자석은 일반적인 류머티즘 통증을 치료하고 완화하기 위해 매우 유용하다. 자석을 진통제 대신 사용하든, 같이 사용하든, 대부분 사람들에게 상당한 이로움을 준다. 자석을 통증 부위나 그 중앙에 둔다. 긴장을 풀고 몸을 따뜻하게 한다.

다른 요법들

류머티즘 통증에 이용하는 자기요법을 성공적으로 승내시켜 수는 치료들

- 마사지 (massage)
- 요가(yoga)
- 체온보온(warmth)
- 시아추(일본식 지압, shiatsu)

어깨와 넙적다리 윗 부분 통증 SHOULD AND UPPER-THIGH PAIN 사 례

이름: 제프리 나이: 66

증상
Symptoms

제프리는 어깨와 넓적다리 윗 부분의 통증을 치료하는 방법이 있는지 물었다. 그는 트럭 기사였고 지금은 일을 그만두고 정원을 돌보는데 시간을 보내고 있다. 정원 가꾸는 일로 예전보다 손가락 사용과 다리 구부리는 일이 좀 더 많아졌지만 이러한 일은 새로운 일이 아니라 예전부터 즐겨서 해왔던 일이었다. 제프리의 전반적인 근육 상태는 좋았으며, 그의 상완(위쪽 팔)은 특히 강했다. 그는 오랫동안 지방이 많은 음식을 섭취해 왔었고, 일을 그만둔 후에는 그 양이 더 증가 되었다.

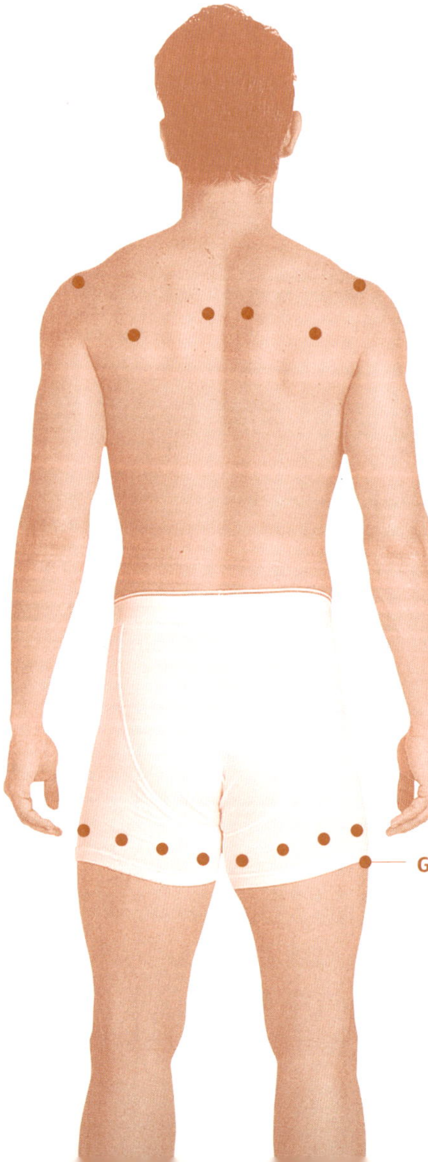

치료
Treatment

제프리에게 운동을 하면서 육체적인 활동량을 늘릴 것을 권했다. 또한 하루에 1마일 정도 걷도록 했다. 간단한 스트레칭 운동은 그의 자세를 개선하도록 방법을 제시해 주었다.

작은 자석을 각 어깨 끝, 각 어깻죽지 중간, 어깻죽지와 척추사이의 척추 양옆, 팔 아래의 몸통 위(그림에서는 나타나 있지 않다), **GB 31 (풍시)**(똑바로 섰을 때 가운데 손가락이 닿는 곳), 그리고 GB 31 위 8cm (3in)정도에서 넓적다리 위 부분을 둥글게 둘러서 붙인다.

이틀 후에 제프리는 어느 정도의 효과를 느꼈다. 그러나 처음에는 자석을 고정시키는 것이 어려웠다. 방수용 수술 테이프로 10일정도 고정시켰다. 그는 통증 완화와 움직임의 정도가 크게 향상되었다.

둔부와 팔 통증 HIP AND ARM PAIN

사 례

이름: 레베카 나이: 51

증상
Symptoms

레베카는 힙와 팔에 있는 류머티즘 통증으로 병원에 다녔다. 그녀는 매우 활동적인 테니스 선수였고, 테니스를 하는 것이 어려울 만큼의 통증이 나타났다. 그녀는 매일 진통제를 먹었다. 그녀에게는 두 명의 아이들이 있었고, 둘 다 집에서 독립한 상태였다. 그녀는 육체적으로, 정신적으로 안정적이고 지리를 잡았다. 그녀는 주로 균형있고 신선한 음식을 섭취했고, 흡연을 하지 않으며, 적당한 음주를 했다

치료
Treatment

레베카에게 하루 1마일 정도 걷도록 했으며, 시아추와 방향요법을 하도록 권했다. '무중력(no weight load)' 운동 형태는 일반적인 류머티즘 병에 매우 좋기 때문에 수영을 매주 하도록 했다. 습기찬 공기가 이러한 병을 악화시키지 않기 때문이다.

자석을 그림처럼 **GB 31(풍시)**, 그리고 **상완과 허리 주변을 둘러서 붙인다.** 자석의 고정을 위해 빙수용 테이프를 사용하였고 10일 동안 붙어놓았다. 진통제 먹는 것을 그만두었고, 그로 인한 후유증으로 경미한 두통이 3일간 있었지만, 한달 안에 레베카의 통증은 크게 줄었다. 그리고 레베카의 삶의 질을 향상시켰다. 그녀는 아로마요법보다 시아추를 더 선호했고, 매달 '건강유지(maintenance)' 치료를 계속했다.

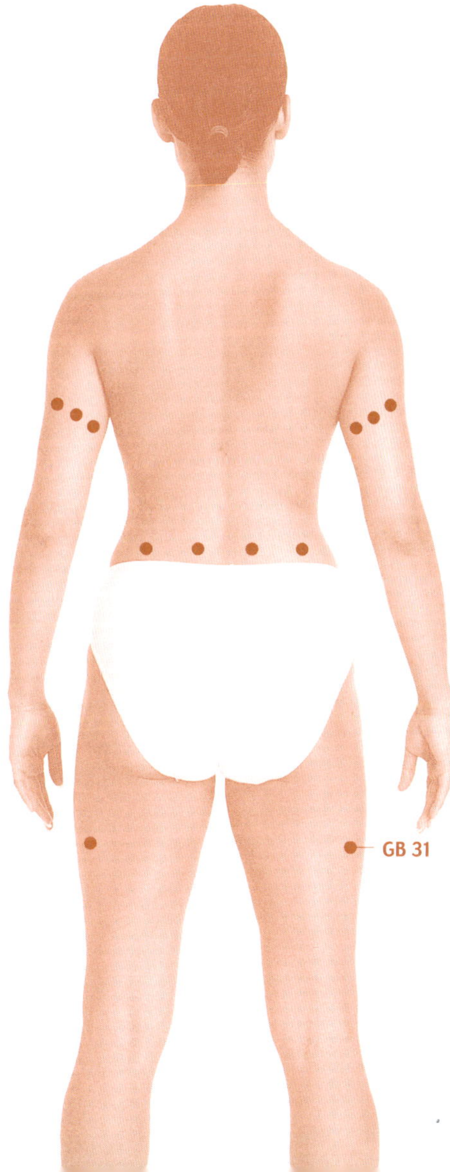

관절염
Arthritis

관절염은 하나 또는 그 이상의 관절에 생기는 염증이다. 이러한 증상은 피부에 부종, 발열 그리고 발적이 생기고, 통증과 움직임의 제약이 나타난다. 관절염을 일으키는 원인은 다양하지만, 가장 일반적인 원인은 과다사용으로 인한 조직의 파열 그리고 젊었을 때 얻은 상해 때문이라고 본다. 대부분의 사람이 경미한 관절염으로 고통 받고 있으며, 이러한 정도는 삶에 큰 문제를 일으키지는 않지만, 심각한 관절염은 완전히 사람을 무력하게 만든다.

골관절염
Osteoarthritis

골관절염에서 나타나는 부차적인 증상은 관절연골과 기본 뼈에 발생한다. 관절에 가하는 압력을 줄임으로써 손상된 구조에 부담을 줄이고, 불쾌감과 통증을 완화 시킨다.

골다공증
Osteoporosis

골다공증은 뼈 조직의 손실로 인해 쉽게 골절이 될 수 있게 되는 것을 말한다. 이것은 특정 관절이나 뼈에 영향을 주는 상해나 감염이 원인이 되어 생기는 부분적인 병이지만, 몸 전체에 영향을 줄 수 있다. 인체 화학물질의 변화가 골다공증에 크게 영향을 준다는 사실로 보았을 때, HRT(호르몬 대체 요법)은 폐경 후 여성들에게 나타나는 이러한 병의 발생률을 줄인다.

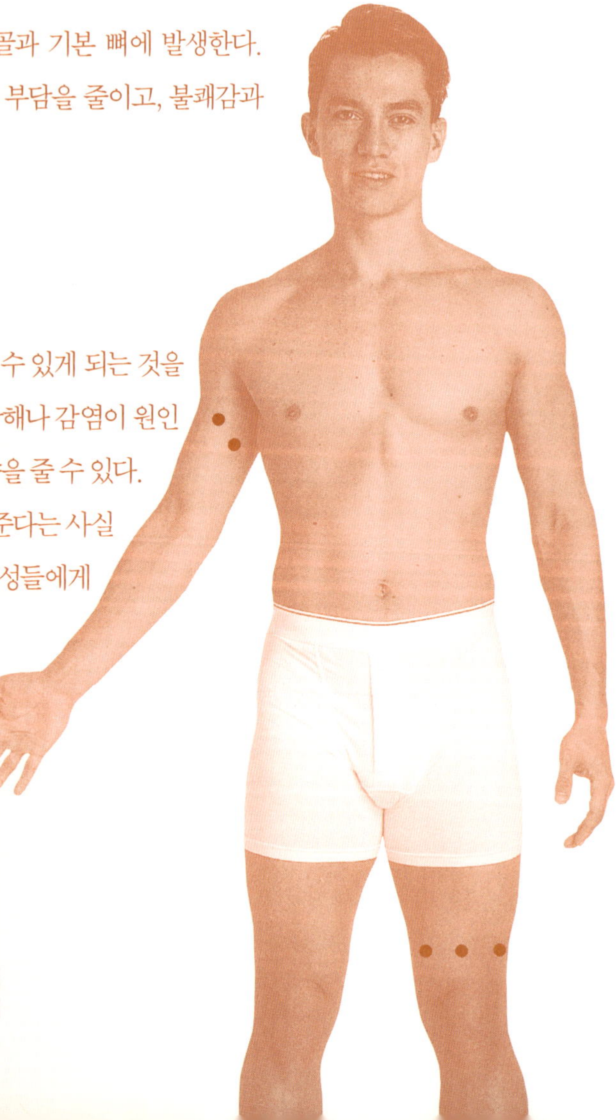

다른 요법들

관절염에 사용하는 자기요법을 성공적으로 증진시키는 치료들

- 요가(yoga)
- 마사지(massage)
- 시아추(일본식 지압, shiatsu)

식이
Diet

많은 사람들은 생선기름, 특히 대구 간 기름이 노화로 인한 연결조직과 연골 퇴행을 줄이게 한다고 믿었다. 또한 음식물 섭취로 생강과 글로코사민(glucosamine)이 도움을 준다고 알려져 있다. 생선기름과 올리브 기름이 충분히 포함한 음식을 섭취하는 것은 모든 사람에게 중요하다. 특히 습기차고 추운 지역에 살고 있는 사람들에게는 그 의미가 더 크다. 그리고 이러한 음식은 관절염으로 통증이 있을 때 섭취하는 것보다 젊었을 때 섭취하는 것이 더 좋다. 그러나 이러한 이로운 음식물을 섭취하는 것은 지금도 늦지 않았다.

자석과 관절염
Magnets and arthritis

심한 관절염은 사람을 걷지 못할 만큼 무력하게 만들며, 젊었을 때도 발생할 수 있다. 뼈와 연결조직의 치료는 빠르게 진행되지 않으며, 특히 노인 환자들의 경우는 자기요법으로 치료하기 어렵다. 자기요법은 단지 혈류개선, 통증 완화, 노폐물 제거 그리고 체내의 화학물질의 재구성 촉진에 도움을 주는 것이다. 그러나 손상된 조직을 다시 만들 수는 없다.

자석을 가장 통증이 심한 지점을 중심으로 둥글게 둘러서 붙여야 한다. 팔과 다리는 통증부위와 심장사이의 사지에 둘러서 자석을 붙이는 것이 제일 좋다(왼쪽 그림에서 보여주는 오른쪽 팔과 왼쪽다리처럼).

주의사항

고혈압인 경우에는 전문가의 조언에 따라 자석을 사용해야만 하며, 사용 후에 여전히 혈압이 올라가면 자석사용을 그만 두어야 한다.

관절염 예방
Avoiding arthritis

올바른 식이요법, 운동을 통한 유연성 유지, 그리고 운동손상의 예방 관절염의 발생 가능성을 줄인다. 자석사용은 관절염을 일으킬 수 있는 장기간의 상처를 막아주고 손상된 조직의 재생성을 도울 것이다.

손목과 전완(앞팔) 관절염 ARTHRITIC WRISTS AND FOREARMS

사 례

이름: 피터 나이: 45

증상
Symptoms

피터는 손목과 앞팔의 통증으로 괴로워 했다. 의사가 관절염이라고 했을 때, 그는 큰 충격을 받았다. 왜냐하면, 그 나이에 관절염이 걸린다고는 믿을 수 없었기 때문이다. 상담을 통해 피터가 23살 때 오토바이 사고가 있었고, 그때 양 손목이 부러졌었지만 치료가 잘 되었다는 사실을 알았다. 그는 운전과 타이핑을 많이 하는 영업 기술자였다.

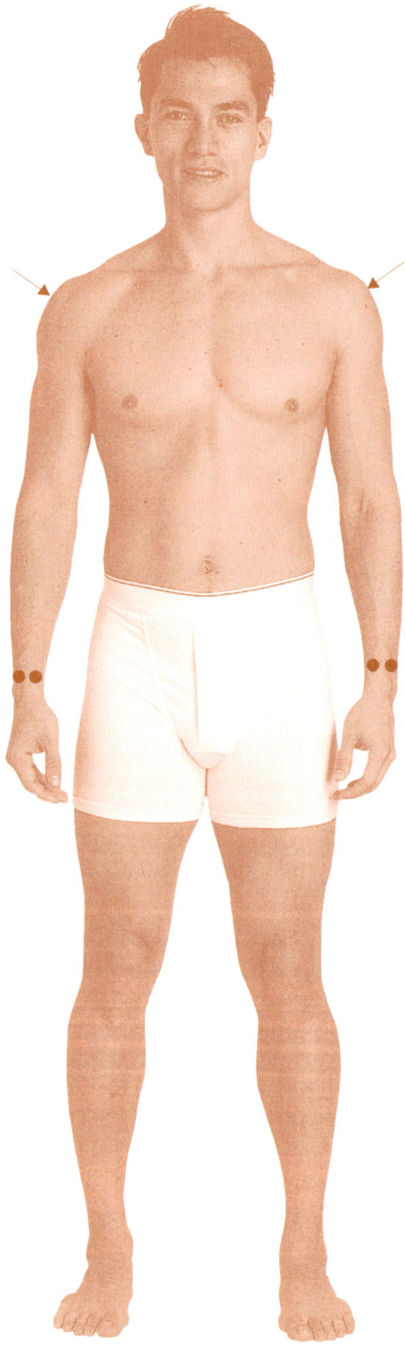

치료
Treatment

한번 부러졌던 손목이었기 때문에 인체 조직 안으로 깊게 퍼지도록 1000 가우스 자석을 사용했다. 자석들을 **양 어깨 끝**, **양 팔 주위**에 2cm(1in)간격으로 둥글게 둘러서, 그리고 **손목 위** 2cm(1in)정도에 고정시킨다(그림 참고).

7일 동안 그대로 두었고, 어느 정도의 통증 완화가 있었다. 5일 정도 휴식 후 7일 동안 또 시행하였다. 통증완화에 효과가 있었다. 이러한 과정, 즉 자석을 7일 동안 두고, 그 후 5일 동안 자석을 제거하는 과정을 5번 반복했다. 치료가 끝나갈 때쯤, 피터는 약물치료 없이 정상적으로 생활할 수 있을 만큼 통증이 크게 완화되었다.

발목, 팔, 손목 그리고 손 관절염 ARTHRITIC ANKLE, ARM, WRIST AND HAND

사 례

이름: George(조오지) 나이: 77

증상
Symptoms

그는 왼쪽 발목, 오른쪽 팔, 팔목, 그리고 손에 관절염으로 통증을 받고 있었다. 그는 또 경미한 고혈압으로 약을 먹었다. 조오지는 자기요법을 해보기로 결정했고, 만약 혈압이 높아지면 즉시 자석을 제거해야 한다는 사실도 알았다.

치료
Treatment

처음으로 발목에서 5cm(2in)정도 위인 **왼쪽 다리 주변**을 둥글게 두르면서 자석을 붙인다. 5일 후에 조오지는 통증이 완화되었음을 느꼈다. 그 자석들을 제거하고 손목 뼈에서 5cm(2in)정도 위인 **손목 주위**에 다시 붙였다. 그리고 그 자석들을 5일 동안 그대로 두었다. 그런 후에 통증이 현저히 줄어들었다.

어깨관절염 ARTHRITIC SHOULDER

사 례

이름: 밸러리 나이: 56

증상
Symptoms

밸러리는 최근까지 골프를 했었고 점차 왼쪽 어깨에 통증을 느껴서 병원에 다녔다. 의사는 관절염이라고 진단했다. 밸러리는 골프 운동량을 제한하는 이러한 통증이 걱정되었고, 춥고 습할 때는 심한 불쾌감을 주었다. 무엇보다 나이가 들수록 이 증상이 악화되는 것이 걱정되었다. 진통제의 금단증상을 알고 있지만 매일 진통제를 끊을 수 없었다. 그녀의 어머니도 70세 이전에 관절염이 있었다.

치료
Treatment

밸러리의 식단을 검토한 결과, 매일 정기적으로 먹고 있는 자극성 음식(커피, 차, 그리고 술)과 인스턴트 음식의 양을 줄일 것을 권했다.

어깨가 부러졌을 때 치료하던 형식으로 자기밴드를 통증이 있는 **어깨 주변**에 감쌌다. 이때 자기밴드의 중심을 통증이 있는 쪽 겨드랑이에 둔다. 자기밴드는 처음 7일 동안은 그대로 유지하였다. 그 후에는 골프를 할 때 마다 착용하였다. 한달 후에 그녀는 불쾌감이 줄었고 더 많이 골프를 할 수 있었다.

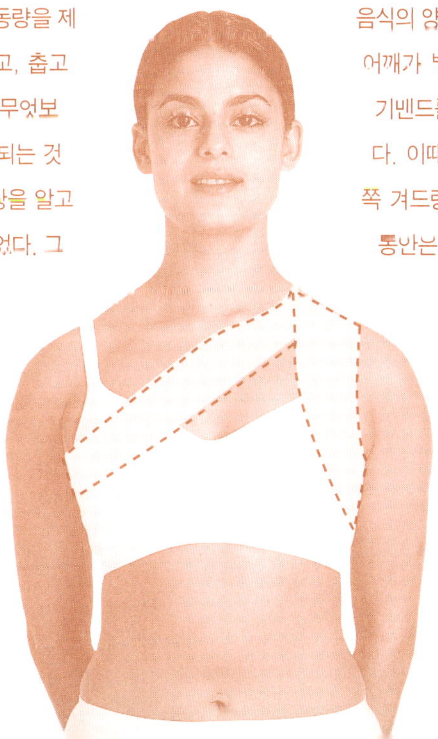

좌골신경통
Sciatica

좌골신경통은 등부터 외측대퇴, 다리 그리고 발로 내려가면서 느껴지는 심한 통증으로 설명될 수 있다.

좌골신경통의 원인
Causes of sciatica

좌골신경통은 대개 추간판(척추 디스크 disc of the spine)이 손상되거나 퇴행되면서 발생한다. 이 추간판(척추 디스크)은 척추골 사이에서 완충역할을 한다. 아래 쪽 척추골을 완충해주는 추간판(디스크)이 손상되면, 척수 통로가 막히면서 좌골신경(인체에서 가장 긴 신경)이 눌러 찌그러진다. 이 신경은 대퇴와 다리 아래의 통증을 뇌로 전달한다. 통증이 느껴지는 부위는 좌골신경의 어떤 부위가 영향을 받았는지에 달려 있다.

좌골신경통은 들어올리기나 비틀기에 의해서 발생될 수 있으며, 갑작스럽고 심한 통증으로 시작된다. 많은 경우, 이 증상은 하중을 받으면서 비틀었을 때 처음 발생한다. 그 하중이 크지 않더라도 무게와 전환방향의 결합으로 손상을 입힌다. 좌골신경통의 원인인 추간판(디스크)의 퇴보는 계속적으로 과다 사용했거나 구조적으로 제 역할을 하지 못하는 경우이다. 퇴행성 질병들 또한 통증 부위에 영향을 준다. 나이가 들면서, 몸이 예전만큼 빨리 회복되지 않아 생기게 되는 추간판의 퇴행은 젊었을 때 했던 신체적인 행동과 결합되어 좌골신경통을 일으킨다.

전문용어
Terminology

스포츠 의학 전문어로 세 번째와 네 번째 요추 사이의 추간판 손상을 'L1 증후군', 네 번째와 다섯 번째 요추 사이의 추간판 손상을 'L5 증후군', 그리고 다섯 번째 요추와 첫번째 천추 사이의 추간판 손상을 'S1 증후군' 이라고 한다.

주의사항

좌골신경통이 다리에 있다고 하지만 그 손상은 허리에 있다. 그리고 이 부위는 조심스럽게 치료 받아야 한다는 사실을 기억하자.

L4 증후군에서 오는 통증은 대퇴부 뒤 부위 아래로 지나 무릎 앞까지 뻗는다. L5 증후군의 통증은 외측대퇴부와 다리아래로 지나 다리 정강이 주위를 돌아 엄지발가락까지 내려간다. S1 증후군은 외측대퇴부와 다리에 영향을 주고 새끼발가락까지 통증을 뻗는다. 이러한 통증은 양쪽 다리나 한 쪽 다리에 나타날 수 있으며, 손상된 추간판(디스크)의 범위와 본질에 따라 달라진다.

다른 요법들

좌골신경통에 사용하는 자기요법을 성공적으로 증진시켜 주는 치료들

- 척추교정치료(Chiropractic treatment)
- 적당한 운동과 특수 운동(gentle exercise and specific exercise)
- 시아추(Shiatsu)
- 골다공증 치료(Osteoporosis treatment)
- 침술학(Acupuncture)

통증의 원인 규명
Establishing the cause of pain

이러한 통증을 발생시키는 원인을 찾는 것은 중요하다. 허리에 있는 일반적인 통증은 좌골신경통과는 다르며, 다른 방법으로 치료를 해야 한다. 이 보다 위에 있는 척추의 손상은 또 다른 치료가 요구된다.

X-레이와 정밀검사를 통해 추간판(디스크)에 손상이나 퇴화가 있는지 확인 할 수 있다. 추간판(디스크) 퇴화에 대한 원인과 심각성을 규명하는 것은 중요하다. 치료하지 않고 그냥 두다면, 이 병은 척추계의 다른 부분까지 번질 수 있다.

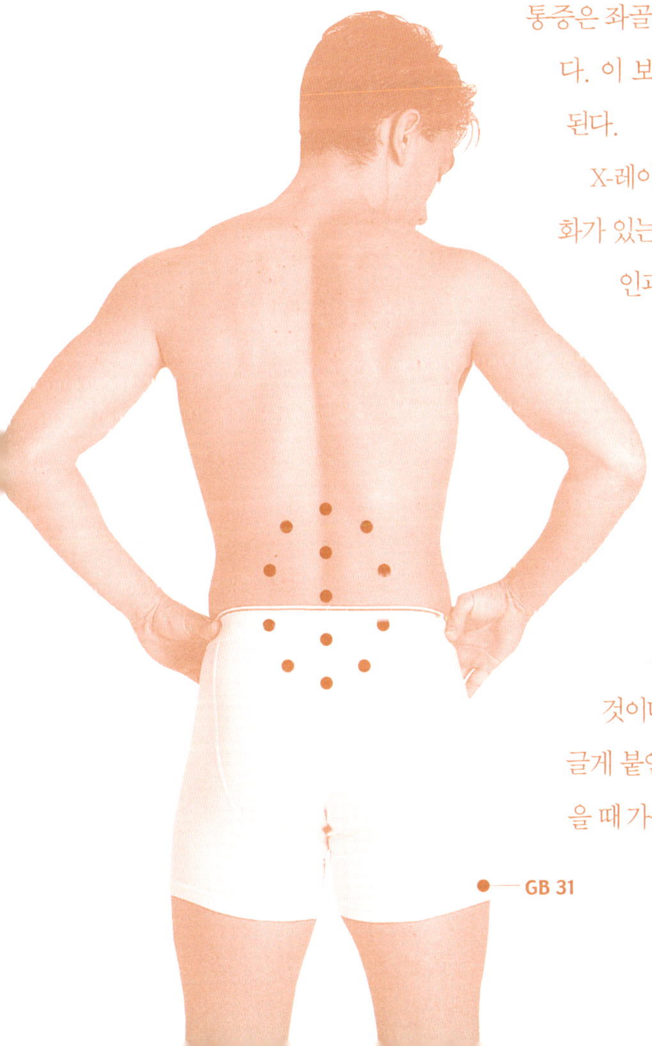

좌골신경통 치료
Treating sciatica

좌골신경통에 대한 자기요법의 목적은 통증을 완화시키고, 원인이 되는 척추의 상태를 개선하려는 것이다. 자석을 척추 아래 직선으로 두고, 허리 주위를 둥글게 붙인다. 그리고 자석을 양 대퇴부 GB 31 **(풍시)**(바로 섰을 때 가운데 손가락이 닿는 곳)에 둔다.

대퇴부 통증 PAIN IN THIGHS

사 례

이름: 티모시　나이: 66

증상
Symptoms

최근에 퇴직한 티모시는 양 대퇴부에 있는 통증 때문에 의사의 왕진을 부탁했다. 진찰 결과, 그 통증이 류머티즘이라 추정되었고, 병원에서는 어떠한 도움도 받지 못할 거라고 생각해 진찰을 받지 않았었다. 그 후 다시 진찰을 했을 때, 티모시가 최근에 골프를 했었고, 심하게 골프운동을 한 후 통증이 여러번 있었다는 것을 알았다. 주치의는 X-레이나 정밀검사를 권했고, 신경을 눌러 척추 아랫부분에 손상을 미치는 좌골신경통일 수 있다고 말했다.

일주일 후, 큰 문제를 일으킬만한 정도는 아니지만 그 부분에 약간의 손상이 있다는 사실을 X-레이를 통해 알았다. 그는 마지막 진찰 이후로 골프를 하지 않았고, 통증이 많이 줄었다. 그는 통증 없이 골프를 시작할 수 있는 방법이 있는지 궁금했다. 검사결과, 부분적으로 염증이 줄었다는 것을 알았다.

치료
Treatment

자석을 등 아래의 척추 위와 유연성이 있는 부분 주위에 붙였고, 대퇴부에는 붙이지 않았다. 티모시에게 5일 동안 그대로 자석을 둘 것을 권했다. 그런 다음, 마사지와 시아추 치료를 받았다. 일주일은 마사지, 그 다음 일주일은 시아추를 번갈아 가면서 마사지와 시아추 치료를 4주간 한 후, 자석을 다시 5일 동안 붙였다. 이 치료기간 동안 그는 걷기와 같은 적당한 운동을 할 수 있었다. 6주 후에 상당한 개선이 있었다. 그는 약간의 통증은 있었지만, 항상 허리를 따뜻하게 하고 보호하며, 매주 마사지와 시아추 치료를 받았고, 그로 인해 골프를 즐길 수 있었다. 통증을 다시 느낄 때마다 자석을 다시 붙였다.

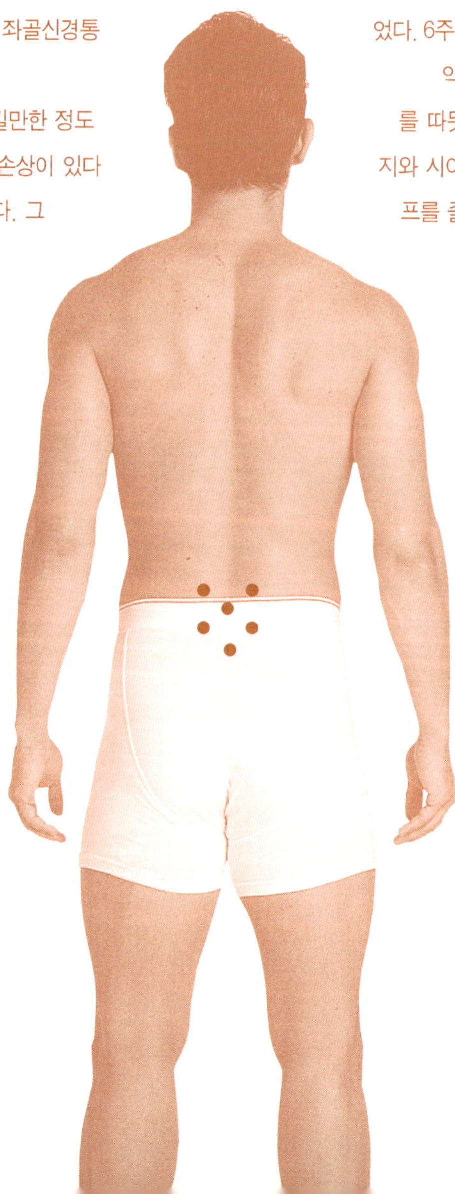

둔부 통증 HIP PAIN

사 례

이름: 사라　나이: 73

증상
Symptoms

사라는 둔부에 통증이 있어 병원에서 X-레이를 찍기를 권고 받았다. 그사이에 통증완화를 위해 병원에 갔다. 진찰을 받으면서, 다리 아래까지 통증이 있었기 때문에 그 통증이 좌골신경통과 관련이 있다는 사실을 알았다. 이러한 사실을 X-레이 기사에게 말해 주었지만 둔부 이외에는 X-레이 사진을 찍지 않았다.

치료
Treatment

X-레이 사진을 찍고 결과를 기다리는 동안, 사라는 시아추, 뜸질(뜸쑥으로 태우면서 사용하는 한의학 치료법이다. 뜸쑥이외에도 향숙속식물이나 서양자두나무와 같은 다른 재료로도 사용할 수 있다) 그리고 마사지로 치료 받았다. 자석을 양 대퇴부에 있는 **GB 31 (풍시)**경혈 (바로 섰을 때 가운데 손가락이 닿는 곳), **척추아래쪽**과 **허리주위를 둥글게 두르면서** 붙여 두었다. X-레이 결과 둔부에는 아무런 손상이 없다는 것을 알았고, 허리부분을 X-레이로 찍어보기로 했다. 그러기까지, 7주가 지났고, 사라는 두 번째 X-레이 예약을 취소할 만큼 많이 좋아졌음을 느꼈다.

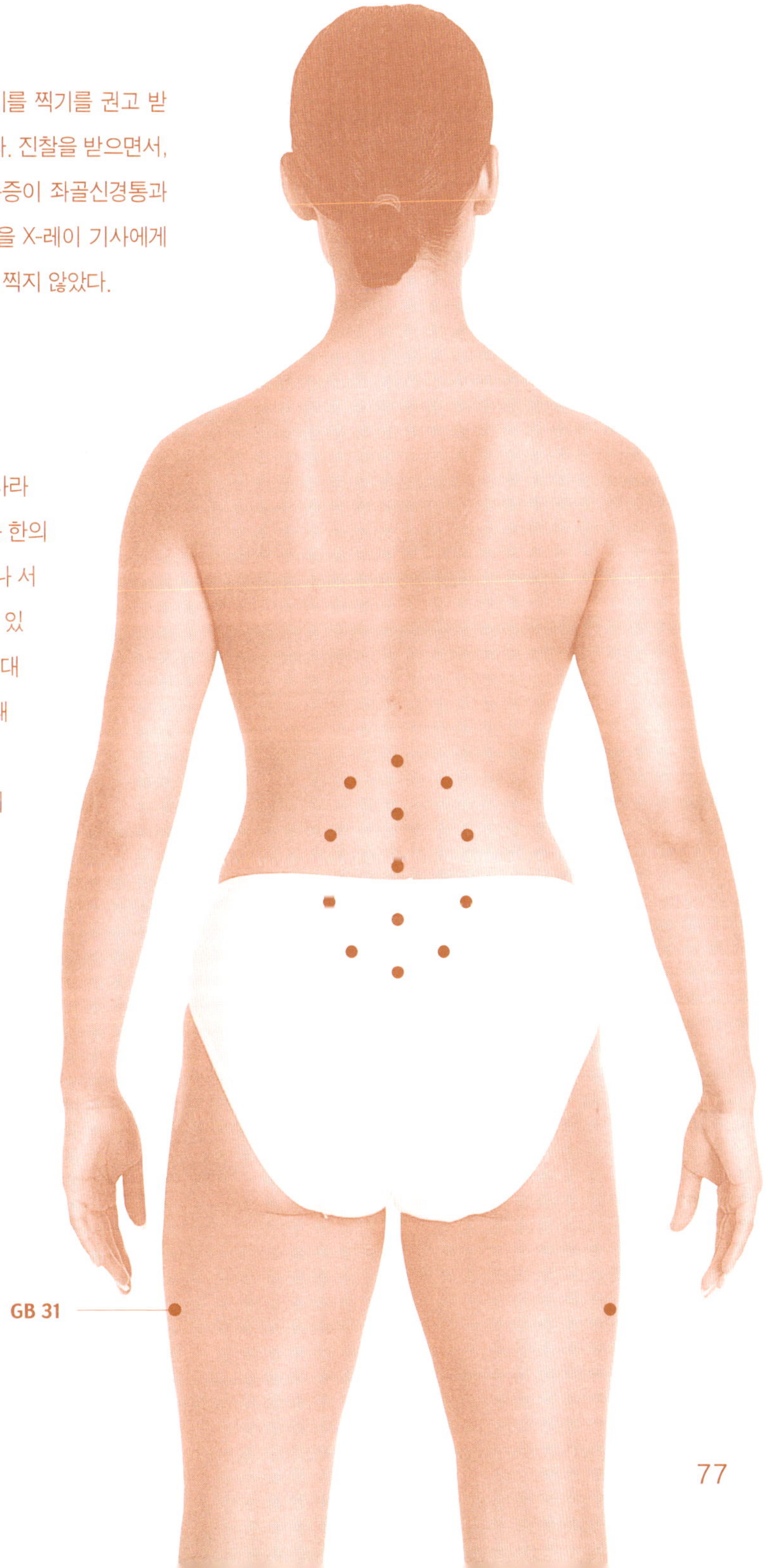

변비
Constipation

변비란 장에서 변을 비울 수 없거나 변을 비울 때 어렵고 고통스러운 상태이다. 작고, 딱딱한 변이 변비의 신호이다. 이것은 아주 심각한 기본적인 문제로 괴롭고 고통스러운 상태이다.

변비를 위한 전통적인 치료는 단기간 완하제를 사용하는 것과 장기간 음식에 변화(대개 많은 섬유질을 섭취)를 주는 것이다. 식이섬유(Dietary fibre, or roughage)는 에너지 제공을 위해 소화되거나 흡수지 않는 음식의 한 종류이다. 그러나 너무 많은 섬유질 섭취는 문제를 야기시킨다.

장
The intestines

장(Bowel)을 대장(Large intestine)이라고도 하며, 결장(Colon)은 이러한 대장의 일부분이다. 소화기관의 같은 부분이 다른 이름으로 불려져 때때로 혼동을 일으키기도 한다. 주로 총 소화기관을 소화관이라고 부른다. 결장은 본래 하나의 관으로, 작은 창자로부터 온 음식물에서 소화되지 않은 전해물과 물을 다시 흡수한다. 간격을 두면서 하는 연동운동은 건조물을 직장쪽으로 밀어내면서 짜낸다.

결장은 상행결장, 횡행결장, 하행결장 그리고 S상결장으로 구성되어있다. 직장은 결장의 바로 끝 부분부터 항문까지이다. 물이나 다른 약품을 사용한 관장액으로 결장을 세척한다.

변비의 원인
Causes of constipation

변비는 대개 거북한 증상으로 현재의 건강 상태를 나타내는 한 측면이다. 스트레스와 근심이 일반적인 원인이며, 복면 근육의 팽팽함으로 소화계에 내부적 압박감이 생기면서 연동운동을 방해한다.

주의사항

변비가 4일 이상 지속되거나 자주 발생한다면, 의사에게 진단을 받아라.

스트레스를 치료한다면 변비와 소화기능을 특별하게 치료하는 것 없이 변비를 치료할 수 있다.

변비는 또한 잘못된 식사(소화계의 운동을 방해하는 음식들의 섭취), 결장의 퇴화, 결장에 생긴 병, 결장으로 내용물이 도달하지 못하는 현상 등 여러 가지의 원인으로 생길 수 있다.

모든 소화의 과정은 입안에서 음식물을 씹는 것으로 시작해, 위장(stomach)과 같은 저장기(reservoirs)와 관(tubes)들을 통해 아래로 이동시켜 결장의 끝인 항문까지 도달하도록 한다. 모든 단계에는 음식이 항상 바른 방향으로 가도록 연동운동(peristaltic movement)과 밸브(valves)로 조절한다. 이때 어떤 기관의 밸브나 유동에 문제가 생기면 이러한 소화과정을 방해하며, 대개 변비나 설사로 그 신호를 나타낸다. 대부분의 사람이 이러한 변비나 설사문제로 고통 받고 있으며, 이러한 현상이 자주 일어나거나 장기간이 되면 의학적인 조치가 필요하다.

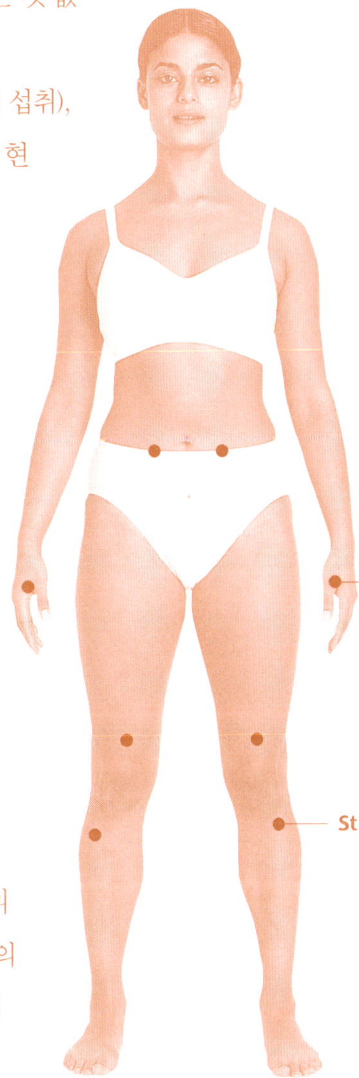

자석과 변비

Magnets and constipation

변비에 대한 자기치료의 효과를 평가하기는 어렵다. 왜냐하면, 외부적인 도움이 있던 없던 간에 인체활동이 규칙화되면, 대부분의 변비는 상대적으로 단시간에 정상화된다. 그러나 자기치료는 어느 정도 통증을 완화시킨다. 작은 자석을 **St 36(족삼리)**(무릎 바로 아래의 다리 바깥쪽)과 **LI 4(합곡)**(엄지손가락과 두 번째 손가락사이 V 형태의 뼈로 손등 위) 경혈에 둔다.

그리고 배꼽 양 옆에서 2cm(1in)정도인 곳과 다리 앞부분 중앙선을 따라 무릎 주름 위로 2cm(1in)정도인 곳에 자석을 두는 것도 도움을 준다.

다른 요법들

변비에 사용하는 자기요법을 성공적으로 증진시켜주는 치료들

- 침술학
- 식이요법(Dietary control)
- 시아추

습관성 변비 HABITUAL CONSTIPATION

사 례

이름: 로날드 나이: 74

증상
Symptoms

로날드는 변비로 병원에 다녔다. 퇴직한 후, 편안한 생활과 건강한 식사 그리고 적절한 운동으로 건강했다. 그러나 그는 오랫동안 불규칙한 장 운동과 대변 보는데 어려움이 있었다. 그리고 이러한 문제는 일년동안 점차적으로 더 나빠졌다. 그의 주치의는 완하제를 처방 했고, MRI 검사, X-레이 그리고 다른 테스트 결과, 다른 이상들이 없음을 알았다.

로날드의 친구는 최후수단으로 민간요법을 권했고 로날드는 완하제 사용을 그만두었다. 그는 곡물, 육류, 과일과 신선한 야채를 포함한 건강음식을 섭취했다. 음료수의 양(liquid intake)은 적었지만, 술의 양은 적당했다. 더 깊은 상담 후에, 그가 군대에 있었을 때 이러한 변비가 시작되었다는 사실을 알게 되었다. 군대에서 변을 깨끗하게 볼 수 있도록 충분한 시간을 허락하지 않았다. 그는 군대에 고단백질과 인스턴트 음식을 불규칙적으로 먹으면서 전투의 두려움과 건강상태 생활을 계속 했다. 아마도 이렇게 습득된 행동들이 그의 변비에 영향을 주었다고 보아진다. 뇌는 장 운동을 제한하는 것이 바람직하다고 습득되어졌고, 소화계는 장 운동을 제약하는 방법에 익숙해져 버렸다.

치료
Treatment

로날드에게 매일 1 리터 정도의 물과 평소의 음료수 양을 마시도록 권장했다. 일주일 동안은 장을 진정시키기 위해 식이섬유가 적은 음식을 먹었다. 2주째는 보통 때보다 과일섭취를 많이 하도록 했다. 그 다음 주에는 조식 후 30분 정도 걷는 것과 아침식사 때 섬유질이 많은 음식을 섭취하도록 권했다. 이러는 동안, 자석을 **St 36 (족삼리)**(무릎 바로 아래의 다리 바깥쪽), **LI 4 (합곡)**(엄지손가락과 두 번째 손가락사의 V 형태의 뼈로 손등 위), 그리고 배꼽 양 옆에서 2cm(1in)정도인 곳과 다리 앞부분 중앙선을 따라 무릎 주름 위로 2cm(1in)정도인 곳에 두었다. (p 79 그림 참고)

첫 주후에는 조금씩 개선이 되었고, 몇 달이 지나면서 변비가 점차 나아졌다.

불면증
Insomnia

불면증은 깊은 잠에 빠져들 수 없거나 긴 시간동안 잠들지 못하는 상태이다. 이것은 통증이나 외부적인 요소 때문에 잠들지 못하는 것과는 다르다. 다른 병들이 불면증을 일으키기도 하지만 주로 스트레스나 걱정이 그 원인이다. 몸이 휴식과 잠을 필요로 할 때, 이러한 원인들은 뇌에게 계속 활동하도록 만든다. 이러한 상황이 오랜 시간 지속되면, 뇌는 수면이 잘못된 것이며, 피해야 하는 것이라고 습득해 버린다.

기타 수면 장애들
Other sleep disorders

수면 무호흡증은 그 증상이 비슷하지만 불면증이 아니다. 또한 단순 코골이도 아니다. 이것은 환자들이 자는 동안 숨쉬기를 정지하는 위험한 상태이다. 이 상태는 환자들이 각성상태(wakefulness)가 되도록 몸에 작용한다. 밤에 몇 백번이고 발생되는 일이다. 만약 이러한 작용을 하지 않는다면, 아주 심각한 해로움, 더 나아가 죽음까지도 일어날 수 있다. 어떤 경우에서도 '숨을 멈추는 것(holding the breath)'은 심장에 엄청난 부담을 주는 것이다. 수면 무호흡증이 있는 환자들은 낮에도 집중력 감퇴와 졸음이 있다는 것을 알 수 있다.

만성 폐쇄성 폐질환 (COPD) 또한 불면증 형태의 증상이다. 수면 무호흡증과 같이 불면증이라고 진단하기 전에 환자가 정상적으로 호흡을 할 수 있는지 철저하게 진찰해야 한다.

수면발작(Narcolepsy)은 불면증 형태의 증상을 가지고 있는 아주 희귀한 병이다. 치료하기 전에 이것이 불면증과 다르다는 점을 혼동해서는 안 된다. 수면발작은 대개 부적절한 시간에 수면을 수반하는 것이다. 그러나 다른 때에는 환자가 깨어 있지만 일시적으로 마비되는 탈력 발작 상태가 되기도 한다. 이것은 몇 초에서 몇 분까지 지속될 수 있다.

주의사항

불면증을 치료하기 전, 이 증상이 다른 병으로 인한 것이 아닌지 주치의에게 진단을 받아야 한다.

불면증 치료

Treating insomnia

치료를 위한 첫번째 단계는 이 병의 원인이 일시적인 걱정인지, 마음 속에 깊게 자리 잡은 근심인지 또는 적당하지 않은 생활습관인지를 밝히는 것이다.

손목과 발목에 있는 다음과 같은 경혈에 자석을 사용하는 것이 도움을 줄 것이다.:

K 6(조해) 발 안쪽의 발목 뼈 바로 아래

Sp 6(삼음교) 발목 뼈에서 8cm(3in)위
정도로 정강이뼈 뒤쪽

B 62(신맥) 발 바깥쪽의 발목 뼈 바로 아래

LI 4(합곡) 엄지손가락과 두 번째 손가락사의 V 형태의 뼈로 손등 위

H 7(신문) 새끼 손가락 쪽으로 주름이 있는 손목 뼈 안쪽

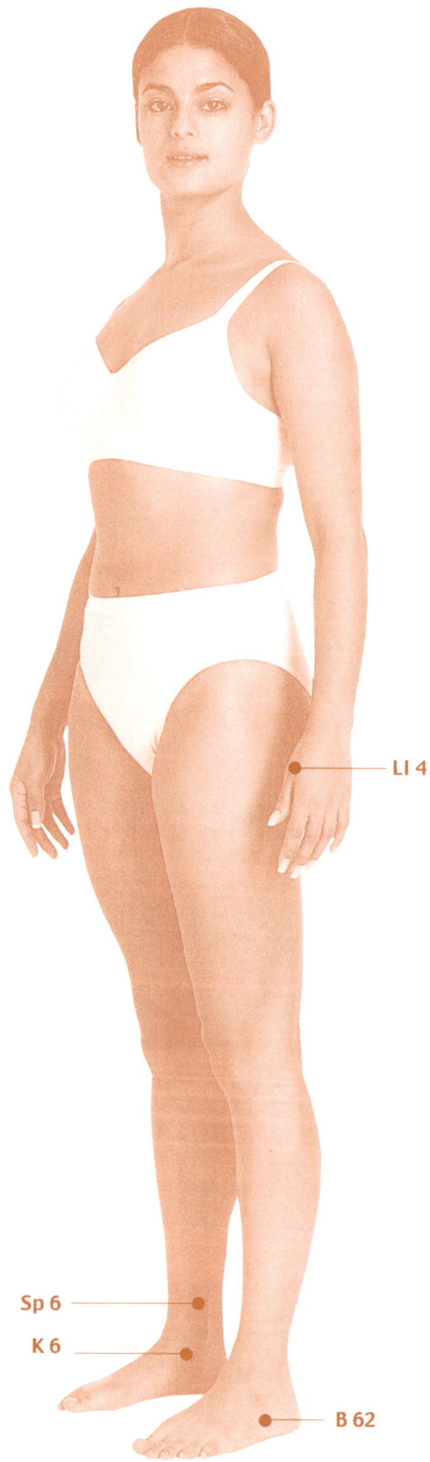

다른 요법들

불면증에 사용하는 자기치료를 성공적으로 증진시켜주는 치료들

- 최면술(Hypnotism)
- 요가(Yoga)
- 반사학(Reflexology)
- 아로마요법(Aromatherapy)

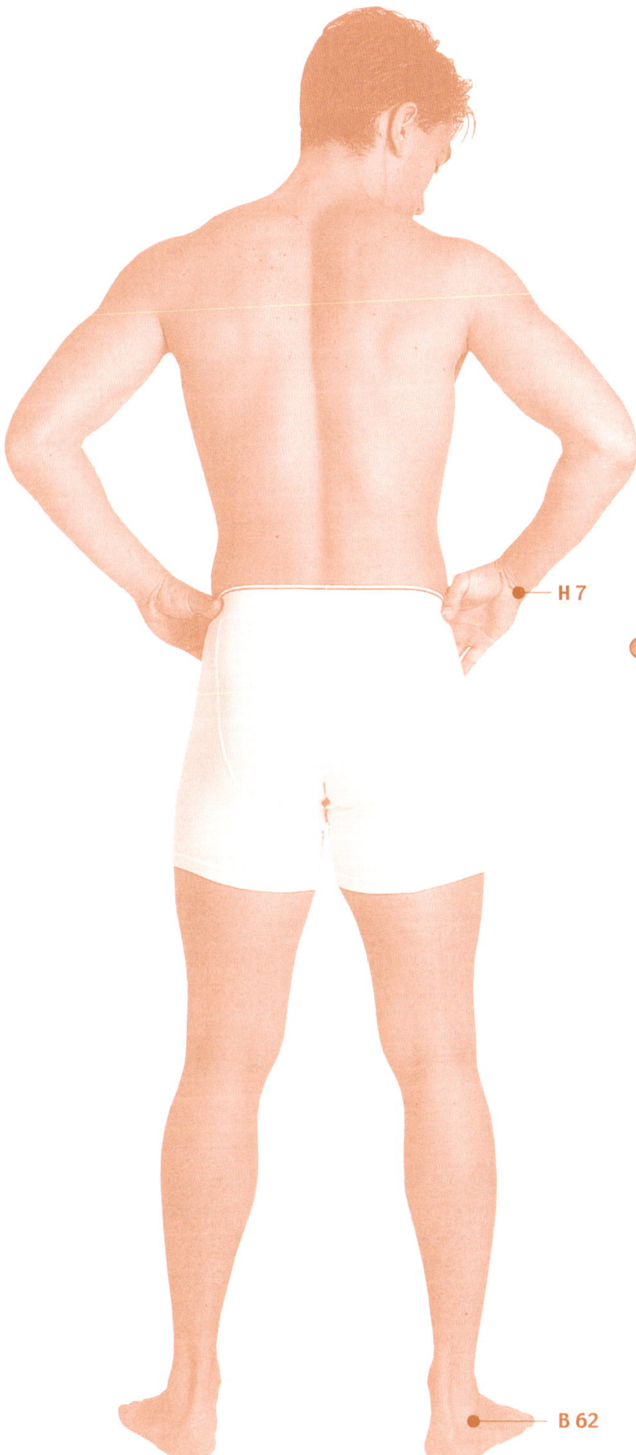

불면증을 위한 일반적인 조언

General advice for insomniacs

- 점심시간 이후에는 카페인이 포함된 자극적인 것이나 커피는 피한다.
- 저녁 6시 이후에는 가벼운 식사를 한다.
- 침대와 베개가 편안한지 확인한다. 너무 푹신한 침대나 솜털이 너무 많은 베개는 수면 부족의 원인이 된다.
- 규칙적으로 자고 일어나도록 한다.
- 방 온도를 밤에 너무 불규칙하지 않도록 한다.
- 피곤할 때나 잘 시간에만 자도록 한다.
- 잠이 오지 않을 때는 뒤척이지 말고 잠이 올 때까지 기다린다. 일어나서 잠이 올 때까지 독서, TV 보기, 또는 크로스워드 퍼즐 같은 활동량이 적은 일들을 한다.

자석 위에서 잠자기

Sleeping on magnets

어떤 사람들은 잘 때 베개 밑에 자석을 둘 것을 주장한다. 이것은 자석의 효과가 적을지라도, 자석이 주는 효과 이상으로 효과적일 수 있다.

우울증과 무기력증 DEPRESSION AND LISTLESSNESS

사례

이름: 피오나 나이: 52

증상

Symptoms

피오나는 자주 피곤하고 우울하며, 무기력을 느껴 병원에 갔다. 그녀는 자신이 매우 성급하고 성격이 급하다는 것을 알고 있었다. 진단을 통해, 그녀가 폐경기증후군이 있었고, 상당히 감정적인 스트레스와 죄의식을 가지고 있지만 행복해 하고 있다는 것을 알게 되었다. 그러나 기분이 좋지 않을 때나 무기력할 때 사랑하는 사람들과의 관계가 나빠질까봐 걱정했다. 주치의는 항우울제를 처방 했지만, 그러한 치료를 받는 것을 원하지 않았다.

치료

Treatment

일주일을 간격으로 두 번의 시아추 치료를 받는 동안, 피오나는 그녀의 감정적 상태를 거리낌없이 이야기 했다. 그녀는 어머니의 기대에 미치지 못했고, 그 죄의식으로 괴로워했다.

피오나에게 언제 자고, 아침에 언제 일어나며, 얼마나 오랫동안 자는지 그리고 어느 정도 숙면하는지에 대한 수면일기를 쓰도록 권했다. 이 일기를 통해 그녀가 잠을 잘 못 이룰 뿐만 아니라 잠을 자면서도 악몽과 꿈을 계속 꾼다는 사실을 알게 되었다.

피오나에게 요가를 하도록 했고, 밤에는 차와 커피와 같은 자극성 음식은 피하도록 했다. 그리고 피곤함과 무기력함을 느끼면 가능한 1시간 정도 잠을 청하도록 했다. 시아추와 방향요법을 한 주씩 번갈아 가면서 하도록 권했다.

자석을 다음과 같은 지점에 두었다.: 발 안쪽의 발목 뼈 바로 아래 **K 6(조해)**, 발목 뼈에서 8cm(3in)위 정도로 정강이뼈 뒤쪽 **Sp 6(삼음교)**, 발 바깥쪽의 발목 뼈 바로 아래 **B 62(신맥)**, 엄지손가락과 두 번째 손가락사의 V 형태의 뼈로 손등 위, **LI 4(합곡)**, 손목 안쪽의 손목 주름에서 엄지 손가락쪽, 그리고 새끼 손가락 쪽으로 주름이 있는 손목 뼈 안쪽 **H 7(신문)**(p 83 참고)

또한 가족들과 함께 어머니의 태도를 어머니에게 이야기 나누어 보도록 권했지만 그녀에게 너무 스트레스가 심한 일이었고 그래서 감정적으로 더 강해질 때까지 기다리기로 했다. 일주일 후 그녀는 더 이상 낮잠을 잘 필요가 없었고, 선명한 꿈 없이 더 오래 잠을 잘 수 있었다. 근본적인 심리적 원인으로 발생한 피오나의 불면증은 오랜 시간동안 치료를 해야 하지만, 스트레스와 죄의식이 감소되어 첫번째 목표는 성공했다.

스트레스성 불면증 STRESS-RELATED INSOMNIA

사 례

이름: 이안　나이: 26

증상

Symptoms

이안은 아내의 요청으로 병원에 다녔다. 그는 잠을 잘 수 없는 것이 불만이었지만 어떠한 치료도 원하지 않았다. 그는 이러한 문제를 스스로 해결할 수 있다고 생각했다. 일로 인한 스트레스가 불면증의 원인이라고 믿었다. 그는 장시간 일을 했고, 집중을 하기 위해 커피를 마셨다. 불균형적인 식사를 했고, 가능한 간편한 식사로 해결했다. 그는 마사지는 싫어했지만, 자격 있는 치료사가 치료한다면 자기요법에 관심이 있다고 했다.

치료

Treatment

자석을 p 84에서 설명한 대로 사용했다. 이안에게 5시 이후에는 평소의 커피량을 줄이고, 수면의 패턴을 기록하도록 권했다. 그는 3일 후, 오후부터는 커피를 마시지 않았고, 아침 일찍 일을 시작하도록 스케줄을 변경했다. 그리고 알맞은 식사를 하게 되었으며, 매일 2마일 정도 걸었다. 그는 바로 잠자는 것이 편해졌으며, 자기 치료의 효과를 느꼈다.

5일 후, 이안의 아내는 진료소에 전화를 해서 남편이 정상적인 생활을 하게 해준 것에 대해 고마워 했다. 7일 후에 자석을 제거했지만, 이안은 여전히 잠을 더 편하게 잘 수 있었으며, 삶의 활력을 다시 찾을 수 있었다.

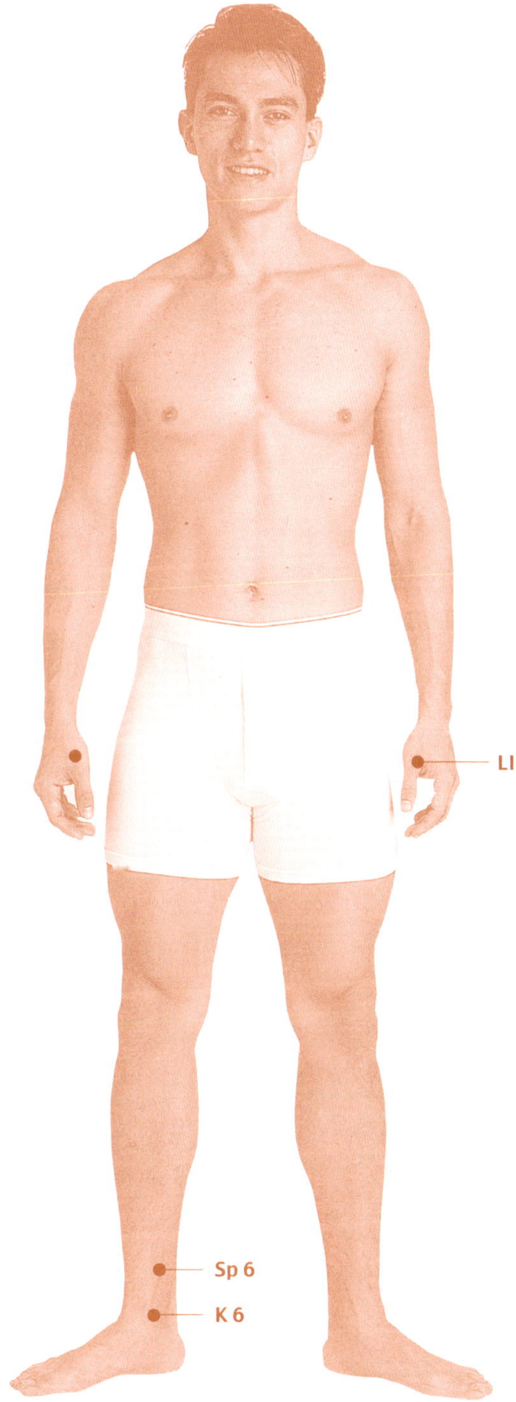

기관지 염
Bronchitis

기관지염은 폐로 이르는 기관지에 생기는 염증이다. 폐는 폐로 연결되는 두 개의 관조직과 함께 있는 큰 스폰지와 같다. 그 하나의 관조직은 혈관들이 모여있고, 다른 관조직은 산소를 폐 안으로, 노폐물을 폐 밖으로 운반하는 관들로 구성되어 있다. 폐는 혈액으로 산소를 전달하고 이산화탄소를 몸 밖으로 내보낸다. 이러한 기관지들은 상대적으로 크게 시작해서 점진적으로 작아진다. 이것은 나무가 큰 줄기에서 그 줄기보다 더 직경이 작은 가지로 그런 다음 더 작은 가지가 되는 것과 같다.

기관지는 기도(공기통로)에서 폐로 공기를 인도하는 관조직이다. 이것의 일부분을 기관지라고 하고, 더 작은 관을 세기관지라고 한다. 기관지염은 이러한 공기통로에 바이러스가 침투되고, 점액의 증가로 생기는 것이다. 기관지염 환자는 가래기침을 한다. 가래를 탈지면으로 받아내어 검사를 해보면 그러한 바이러스가 있는지 없는지를 알 수 있다. 그리고 다양한 약품들로 이러한 통증을 완화시킬 수 있다.

기관지염 증상
Symptoms of bronchitis

기관지염이 상대적으로 일반병이라고 해서 주의할 필요가 없다는 것은 아니다. 심각한 기관지염으로 사망에 이를 수 있다. 공기통로를 막는 것은 산소를 혈액으로 운반하는 것을 막는 것이며, 그 의미는 산소가 필요한 근육이나 뇌로 운반되지 않는 다는 것이다 . 기침발작은 기관지를 깨끗이 하려는 인체의 반사작용으로 환자를 더 피로하고 약하게 만든다. '약하다' 는 의미는 바이러스와 박테리아와 싸워서 기관지로부터 점액을 깨끗이 씻어낸 후, 환자가 회복할 수 있는 치료가 필요하다는 말이다. 기관지염이 재발했다는 것은 바이러스나 박테리아가 완전히 제거되지 못했다는 것이다.

주의사항

흡연, 공기오염 그리고 운동부족과 신선한 공기의 부족은 모두 기관지염 균이 기관지에 뿌리 내리도록 부추기는 것이다.

증상 완화 시키기

Alleviating the symptoms

병이 가장 악화된 상태에서는 환자의 호흡을 편하게 해 주어야 한다. 약물, 등 위의 마사지, 신선한 공기 그리고 가습기와 기침발작을 막아주는 시럽 등이 도움이 된다. 어떤 환자들은 앉아서 잠을 자는 것도 도움이 될 수 있다. 따뜻한 물(40℃)에 유칼립투스를 한두방울 넣고 흡입하는 향기치료도 이로울 수 있지만 기관지염이 심각할 때는 사용해서는 안 된다. 왜냐하면, 수증기가 산소의 양을 더욱 줄여서 환자가 산소를 취할 수 있는 능력이 내려갈 수 있기 때문이다.

자석치료

Treating with magnets

자석을 다음과 같이 두면, 기관지염을 치료하는 데 도움을 준다(p 88에 있는 그림 참고). 겨드랑이 아래 선에 맞추어 몸 옆 중앙에서 2~5cm(1~2in)정도인 양 가슴 지점, 이것과 같은 선에 있으면서 몸 중앙에 가까운 양 가슴 뼈 지점, 등 위의 각 어깻죽지 중앙지점, 어깻죽지 상위 부분부터 1/3되는 지점으로 척추 양 옆 부분, 어깻죽지 하위 부분에서 척추의 양 옆 부분 그리고 발등 위 엄지발가락과 두 번째 발가락 사이의 막으로부터 2cm(1in) 위인 Liv 3(**태충**) 지점(p 89 참고)

다른 요법들

기관지염에 사용하는 자기치료를 성공적으로 증진시켜 주는 치료들

- 침술학(acupuncture)
- 마사지(massage)
- 시아추(일본식 지압)

겨울철 기관지염 재발 RECURRING WINTER BRONCHITIS

사 례

이름: 저날드 나이: 48

증상

Symptoms

저날드는 40대 후반이고 일년 한 번씩 겨울철에 재발되는 기관지염으로 고통 받고 있었다. 매해 이러한 통증은 그를 더 약하게 만들었고, 회복하는 시간도 길어졌다. 여름에는 정원을 가꾸고, 걷는 일을 많이 했지만 추운 겨울이 오면 그의 생활 패턴도 바뀌었다. 밖에서 하는 활동량이 아주 많이 줄었다. 그의 마지막 기관지염은 두 달 전에 있었다. 그리고 두 달 후 병원에 갔을 때 기관지염이 완전히 완치되어 있지 않았다.

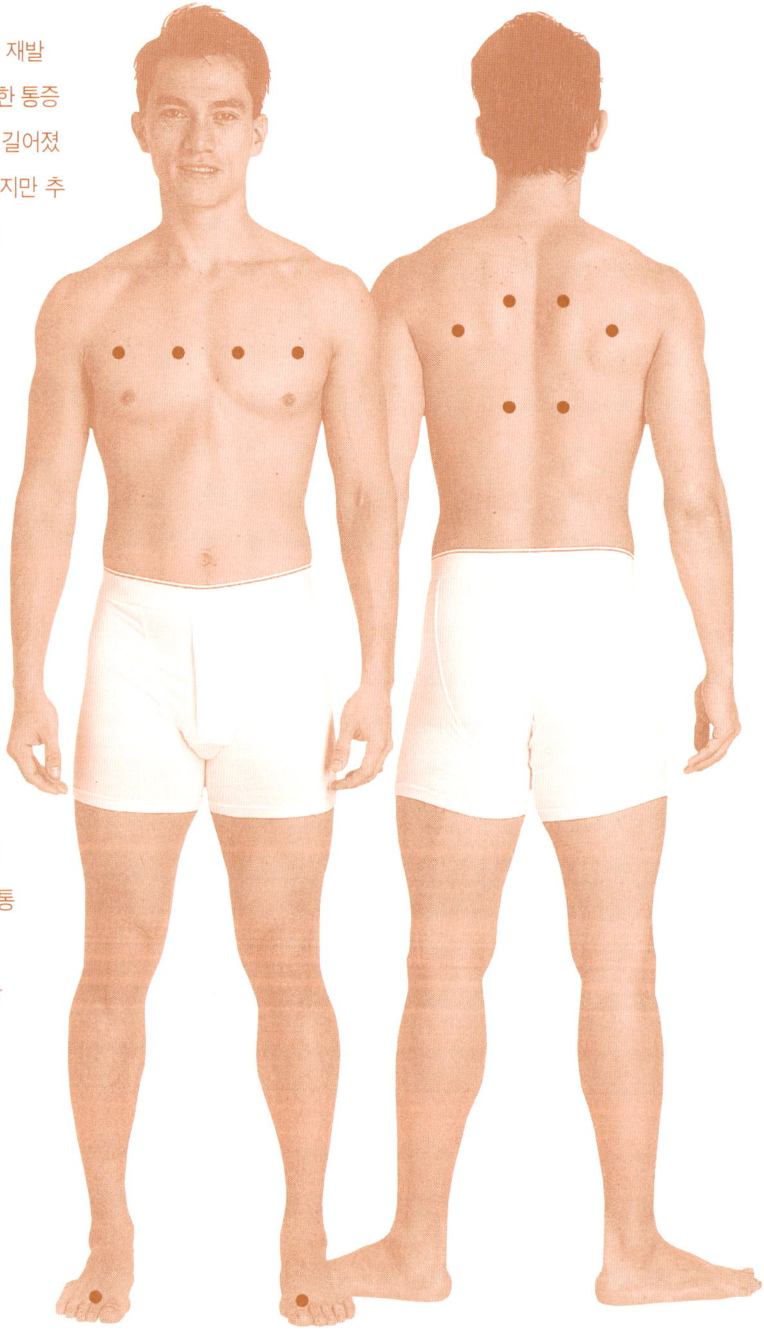

치료

Treatment

진찰을 통해 저날드는 겨울철 활동량에 비해 너무 많은 유제품(우유, 치즈 등)을 섭취하고 있다는 사실을 알았다. 이러한 이유로 발생되는 점액의 증가가 신선하지 못한 공기와 운동량부족과 함께 부정적인 영향을 주는 것이라고 설명했다. 저날드는 식단을 바꾸고, 날씨에 상관없이 기관지염으로 고통스럽지 않다면, 하루 1마일 씩 걷기로 했다.

저날드는 하루 한번씩 마늘을 먹었고, 가능한 음식을 만들 때 생강을 넣었다.

면역 증강을 위한 에키나시아(Echinacea)와 증상완화를 위한 계피(cinnamon) 또한 언급되었다. 저날드는 어느 정도 두드러진 효과를 느꼈다.

자석을 다음과 같은 곳에 적용했다. : 겨드랑이 아래 선에 맞추어 몸 옆 중앙에서 2~5cm(1~2in)정도인 **양 가슴 지점**, 이것과 같은 선에 있으면서 **몸 중앙에 가까운** 양 가슴 뼈 지점, 등 위의 각 **어깻죽지 중앙지점**, 어깻죽지 상위 부분부터 1/3되는 지점으로 **척추 양 옆 부분**, 어깻죽지 하위 부분에서 척추의 양 옆 부분 그리고 발 등 위 엄지발가락과 두 번째 발가락 사이의 막으로부터 2cm(1in) 위인 Liv 3**(태충)** 지점.

자석이 떨어지려고 할 때마다 수술용 접착성 테이프로 고정시켰다. 저날드는 민간요법이 장기간의 치료가 필요하다는 것을 이해했다. 자석을 2주동안 그대로 두고, 일주일은 자석을 제거해 놓고, 그 다음 2주동안 다시 자석을 붙였다.

저날드는 그 다음 겨울에 기관지염으로 통증이 있었지만 그 심각성과 지속 기간은 줄어들었다. 기관지염이 있는 동안 자석을 몸이 괜찮을 때까지 그대로 두었다. 식사와 운동량을 계속해서 조절했고, 그 다음 해에는 그의 기관지염이 많이 가라 앉았다.

소아 기관지염 CHILD'S BRONCHITIS

사 례

이름: 조시아 나이: 9

증상

Symptoms

점액질 가래 기침 때문에 조시아를 병원으로 데리고 갔다. 그의 엄마는 조시아에게 항생제를 사용하는 것을 원하지 않아 증상 완화를 위해 허브 조제약을 주었다. 자기 치료에 사용하는 경혈로 폐 치료를 하는 진료소에서 진찰한 결과, 이 지점에 아주 약하게 누르기만해도 큰 통증을 가져온다는 사실을 알았다. 그래서 엄마에게 조시아를 전문의에게 보여주고 기관지염에 대한 진찰을 할 것을 권했다.

치료

Treatment

조시아 엄마에게 자석을 주고 그것들을 어디에 두어야 할지를 알려 주었다(왼쪽 페이지에 있는 그림으로 위에서 설명한 대로). 그녀는 정확한 진단을 위해 조시아를 진문의에게 보였고, 그런 다음 자석을 그에게 붙였다. 일주일 후, 40시간의 자석 적용이 조시아의 기관지염을 경감시켰다고 말했다. 그리고 그 후에도 계속적으로 점진적인 개선이 있었다.

근육경련

Muscle Strain

대부분의 근육은 신축성 있는 섬유조직으로 구성되어 있어 근육을 1/3정도까지 수축 할 수 있다. 근육경련은 근육에 비해 훨씬 큰 중량을 들려고 할 때나 단시간에 너무 많은 수축을 하려고 할 때 일어난다.

인체에는 300개 이상의 근육이 있으며, 인체의 무게 중 40%를 차지한다. 심근과 같은 어떤 근육들은 의지와 관계없는 자율신경에 따라 작동한다(불수의근). 다른 근육들은 관절을 움직이게 하고 몸의 일부를 지탱하기위해 존재한다. 이러한 근육은 운동신경에 따라 움직인다(수의근).

근육은 단지 수축하거나 이완한다(근육은 당길 수만 있지 늘리 수는 없다). 각 근육은 원래의 위치로 되돌려 놓는 상대 근육을 가지고 있다. 예를 들어, 한 근육이 팔을 올리는 반면, 다른 근육은 팔을 내려준다. 이러한 두 근육은 상대적으로 긴장을 유지하여 팔을 한 위치에 고정시킨다.

근육경련

Detecting muscle strain

근육경련과 근육파열은 다르지만, 다른 점을 설명하는 것은 쉽지 않다. 관절이나 인대를 접질렀을 때는 더 복잡해 질 수 있다. 때때로 이것이 근육경련이 아니라 뼈나 관절로 근육을 이어주는 연결조직에 문제가 생겼을 수 있기 때문이다. 파열된 근육은 내부적으로 출혈한다. 따라서 자석, 열, 또는 마사지 치료를 하기 전에 꼭 출혈이 멈추어야만 한다. 반대로, 근육 경련인 경우는 자석, 열, 그리고 마사지 치료가 필요하다.

근육이 완전히 파열되면, 심한 고통과 움직임의 어려움이 생긴다. 반면에 근육에 경련이 있을 때는 약간의 고통과 움직일 수 있을 정도의 불편함이 있게 된다.

주의사항

염증은 병에 대한 인체의 반응이다. 염증의 증상은 붓고, 아프며 자주 열이 난다. 만약 염증이 명확하고 지속적이면, 이런 경우는 경련이라기 보다는 감염에 의한 것이므로 주치의의 진찰이 필요하다.

근육이 파열되었을 때는 수술 같은 응급치료가 필요하다. 그러나 즉각적으로 의학적인 응급처치를 해 줄 수 없다면, 차가운 압박붕대도 좋은 응급 처치이다. 반면에 근육에 경련이 있을 때는 뜨겁게, 또는 뜨겁고 차갑게 습포를 번갈아 가면서 치료를 해 준다. 근육파열은 즉각적으로 나타나는 반면, 경련은 주로 활동이 중단된 후 나타난다.

치료

Treatment

근육경련을 자석으로 치료할 때, 사지의 경우는 통증이 있는 부위에 자기밴드를 두르고, 그 부위가 몸통이라면, 작은 자석을 통증이 있는 부위 중심에 하나나 두개 정도를 두고 그 주위에 자석들을 두도록 한다.

가벼운 누르기와 움직임을 통해 손상의 정도를 실험해 본다. 만약 자석 고정을 위해 다른 테이프를 사용한다거나, 자기밴드를 이용한다면, 그것들을 너무 죄지 않도록 한다. 혈류를 방해하지 않는 지지대는 유용하다. 또한 뜨거운 목욕, 몸을 따뜻하게 하는 것, 마사지, 시아추, 아로마요법, 휴식, 그리고 과도한 일을 피하는 것이 바람직하다. 진통제(painkillers)와 소염제(anti-inflammatory)를 먹는 것도 때때로 필요하지만 이러한 약으로 통증을 가리는 것은 손상된 부분을 다시 과도하게 사용할 수 있다라는 것을 알아야 한다.

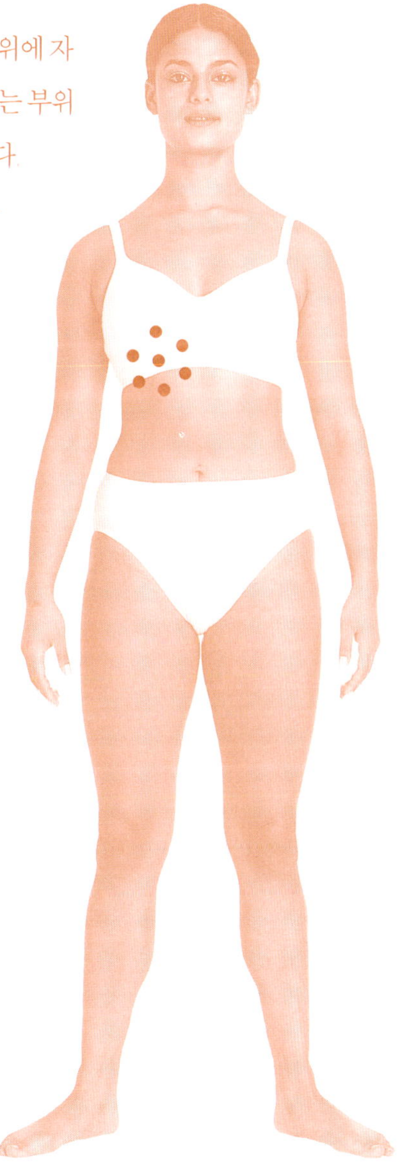

다른 요법들

근육경련에 사용하는 자기요법을 성공적으로 증진시켜 주는 치료들

- 마사지(massage)
- 물리치료(physiotherapy)
- 휴식(rest)
- 아로마요법(Aromatherapy)

다리경련 LEG STRAIN

사 례

이름: **다니엘**　나이: 20

증상

Symptoms

다니엘은 다리통증으로 병원에 들렀다. 그는 일요일 아침에 있는 아마추어 축구 경기를 위해 일주일에 두 번, 두시간씩 연습하는 것과 토요일 밤에는 춤을 추러 다니는 것을 제외하고는 주로 앉아서 하는 생활이 많았다. 그는 상해를 받을 만한 순간이나 특별한 타격 같은 것을 기억할 수 없었다. 축구를 한 후 뻣뻣해지고 멍이 드는 것은 보통 있는 일이기 때문에, 그는 이러한 통증을 지난 번 축구 경기가 끝나고 이틀 후 다시 축구를 연습하려고 할 때 느꼈다. 그 때 그는 오른쪽 대퇴부, 특히 대퇴부 바깥쪽에 통증이 있다는 것을 알았다. 그로 인해, 연습을 할 수가 없었고, 목요일 밤까지 휴식을 취했다. 그리고 다시 연습을 하려고 할 때, 여전히 통증이 있었고, 그 다음날 아침에 병원을 다시 찾았다.

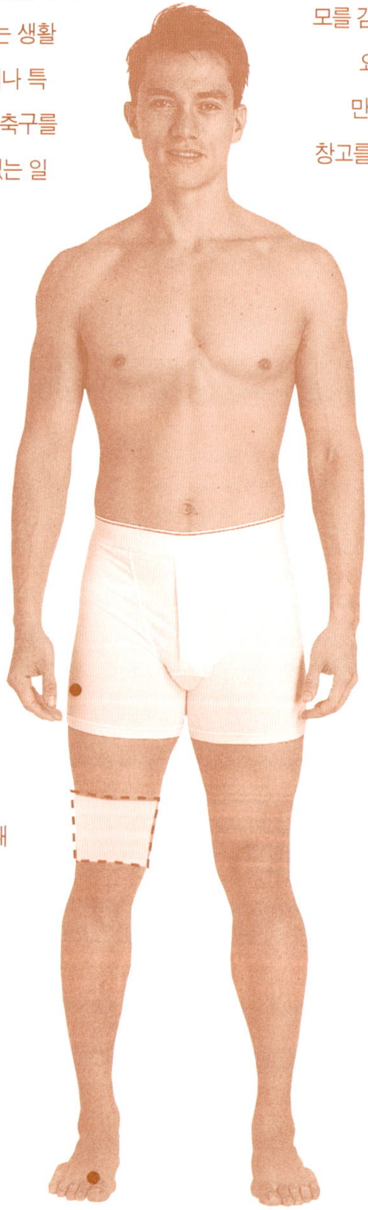

치료

Treatment

검사결과, 그 문제가 근육에 있는 경련 때문이고, 다른 심각성은 없다는 것을 알았다. 자기밴드를 대퇴부 주위로 감쌌다. 그리고 작은 자석을 엄지발가락과 두 번째 발가락사이에서 2 cm (1 in) 위인 발 등과 둔부에서 가장 넓은 부분에서 둔부 바깥쪽에 두었다. 단지 손상을 입은 몸 쪽에만 두도록 한다. 그에게 걷기를 통해 혈류를 개선하고 근육의 소모를 감소하도록 했다. 다니엘은 이번 주 일요일에 있는 축구경기를 하지 못했지만, 화요일에 자기밴드 대신 지지대 반창고를 붙이고 연습을 할 수 있었다. 그는 마지막 연습을 마치고, 다시 자석과 밴드를 같은 위치에 두었다.

그 다음 날, 다니엘은 약간의 뻣뻣함은 있었지만, 충고 대로 걷기를 했다. 이러한 일을 그 다음 연습 기간동안 반복했고, 그 다음에 있는 일요일 경기를 대퇴부에 지지대 반창고를 붙이고 할 수 있었다. 그 다음 주 동안 같은 방법으로 자석과 밴드를 계속해서 붙이고 난 후 그는 완전히 회복했다.

긴장 STRAIN

사 례

이름: **로라** 나이: 36

증상

Symptoms

로라는 에어로빅 강사로 왼쪽 어깨에 통증과 불쾌감이 있었다. 그녀는 채식주의자였고, 흡연, 술 그리고 설탕이 있는 음식은 입에 대지 않았다. 그녀는 삶에 대한 자기주장이 강했다. 그래서, 신체적인 움직임을 제한하는 이러한 통증은 그녀에게 커다란 정신적 고통을 주었다. 그녀는 스스로 바른 길로 살고 있기 때문에 정말로 아프거나 상해로 고통 받을 것이라고는 믿지 않았다. 본인과 다른 사람을 보는 태도에 대한 정신적 상담과는 별도로, 우선적으로 통증과 불쾌감을 줄여 그녀의 손상된 자존심을 회복해야 했다.

치료

Treatment

로라와 같은 신체적인 긴장은 방향요법 마사지로 풀도록 했다. 치료사이에 자석을 **왼쪽 어깨의 경혈**에 두도록 했다. 그리고 4개의 자석을 **어깻죽지와 척추사이에서** 어깻죽지 가장자리에 두었다.

로라는 하루 만에 불편함이 감소되었고, 일을 시작했다. 일주일 후, 그녀가 등 뒤로 완전히 움직이려고 할 때 약간의 통증이 있었다. 그녀는 10일 동안 자석 사용을 계속했고, 그 후 2주 동안은 밤에만 자석을 붙였다. 지금 로라는 완전히 회복했다.

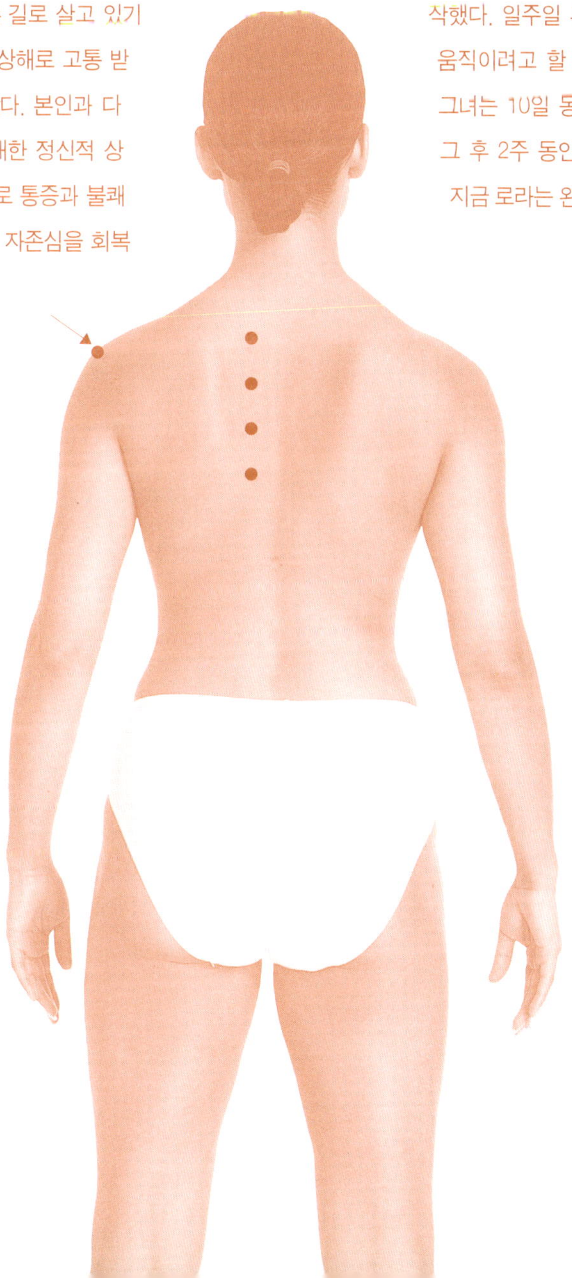

스트레스
Stress

스트레스는 신체적 또는 심리적일 수 있지만 대개 신체적인 영향으로 인한 정신적 문제로 간주한다. 스트레스의 가장 적절한 정의는 특별한 상황에 대한 낮은 통제력과 결합된 높은 요구로 발생되는 결과이다. 사람들은 본인이 할 수 없는 일을 누군가에게 바랄 때 또는 불합리한 요구를 받을 때 스트레스를 받는다. 그러나 사실 스트레스를 만드는 것은 그러한 요구나 기대가 아니라 그러한 상황 통제에 실패하거나 무력 할 때이다.

만성적인 스트레스는 누적효과를 가져온다. 일상적인 생활에 문제가 증가되는 것은 아니지만, 그 사람은 갑자기 그러한 상황을 더 이상 극복할 수 없게 된다. 이건 마치 물로 가득찬 주전자와 같다. 주전자가 다 찰 때까지 모든 것이 괜찮다가 가득차면 갑자기 넘쳐 나는 현상이다.

긍정적인 스트레스
Positive stress

모든 사람에게 일반적으로 적당한 스트레스는 동기부여와 창조성에 도움을 주기 때문에 바람직스럽다. 거꾸로 과다한 스트레스는 상황을 극복하려는 중압감이 너무 커져서 위험해 질 수 있다. 특히 그 스트레스가 본인과 다른 사람의 안전을 위협한다면 더욱 그러하다.

스트레스의 영향
The effects of stress

신체적으로 나타나는 스트레스 증상은 근육경직, 소화문제, 고혈압, 불면증, 만성피로, 시력감퇴, 성욕감퇴, 탈모증, 그리고 피부질환 들이다. 심리적으로 나타나는 증상은 초조하고, 감정동요가 생기고, 화를 잘 내고(mood swings), 분별력이 떨어지고, 다른 사람에 대한 배려심이 적어지고 판단력이 상실된다.

주의사항

스트레스 증상은 또한 다른 신체적인 문제로 인한 것일 수 있으므로 주치의의 진찰이 필요하다. 예를 들어, 간 기능장애의 증상 중에 쉽게 화를 내는 것이다. 당뇨병 또한 비슷한 증상을 야기 시킨다. 그래서 혈당검사를 해야만 한다.

자부심 회복

Rebuilding self-esteem

스트레스로 인한 정신적이고 신체적인 증상은 다양하지만, 기분전환과 자부심을 회복하는 것은 중요하다. 일에서 벗어나 조용한 시간을 갖는 것도 이로운 일이다. 아기를 키우는 주부들을 위해서는 하루 30분 정도, 본인의 감정과 욕구대로 자신에게 초점을 맞추어 자신만의 시간을 보내는 것이 자부심 회복에 도움을 준다.

자석치료

Treating with magnets

자석으로 근육긴장을 풀어주는 것은 스트레스로 인한 신체적 증상완화에 도움을 준다. 자석은 또한 스트레스 증가로 인한 심리적 증상도 잠재적으로 경감시켜준다. 일에서 오는 중압감, 경제적인 문제와 같은 외부 영향으로 생기는 스트레스를 완화하기 위해, 4개의 자석을 등 위의 어깻죽지 바로 아래로 척추 중앙선에서 5cm(2in)되는 부위와 2 cm(1 in)되는 부위 각 척추 옆에 붙인다. 내부적인 스트레스인 경우에는 자석을 어깨의 상위선 바로 아래의 어깻죽지 줄기 바로 위에 둔다.

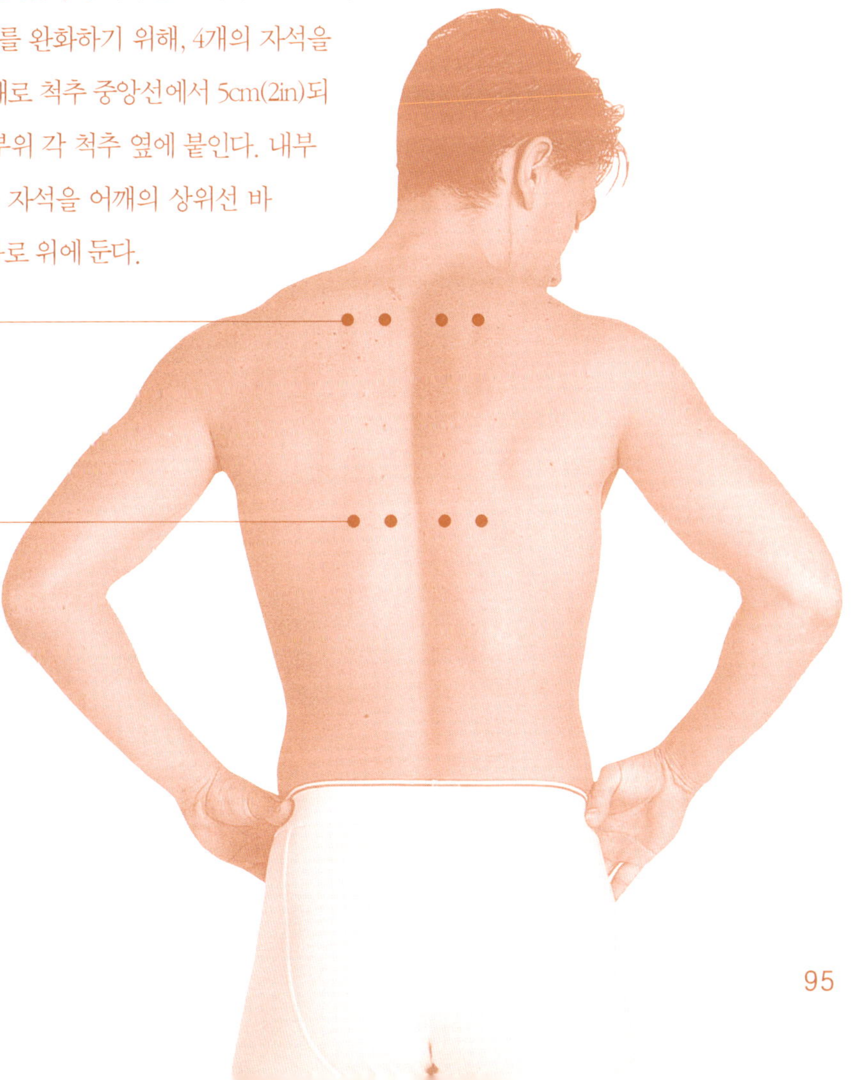

일로 인한 스트레스 WORK-RELATED STRESS

사 례

이름: 안소니   나이: 40

증상

Symptoms

안소니는 집중력 저하 때문에 병원에 갔다. 그는 큰 노력이 요구되는 판매일로 오랜 시간 일했고, 그가 원하는 월급을 벌기 위해서는 수수료에 의존해야 했다. 그는 아내와 말다툼이 있었고, 두통과 만성피로로 시달렸다. 그는 이 모든 것이 연결되어 있다는 것을 알게 되었다. 일을 할 때, 다른 직원보다 그리고 작년보다 더 잘해야 한다는 생각으로 일을 했다. 이러한 것이 동기부여가 되어서 일시적인 성과를 얻게는 했지만, 일에 대한 그러한 요구를 통제할 수 없어 스스로에게 나쁜 결과를 낳았다. 그것이 바로 스트레스이다.

치료

Treatment

안소니는 물리치료를 받았지만, 아내가 말했던 것처럼 이완요법이 편안하지 않았다. 그래서, 마사지와 시아추를 이용했다. 스트레스로 인한 근육긴장은 곧 안소니가 느낄 수 있을 정도였다. 이러한 치료동안 느껴지는 통증과 불쾌감은 그에게 신체적인 변화를 가져오는 진정한 치료법을 받도록 했다.

자석을 마사지치료 사이에 사용했다. 작은 자석을 오른쪽 그림에서 보여주는 대로 어깻죽지 상위부분에서 위로 2m(1in)정도 떨어진 곳부터 어깻죽지 아래 밑 5cm(2in)정도까지 **척추 양 옆쪽**으로 붙였다.

상담, 마사지, 시아추 그리고 자석치료의 결합은 안소니에게 즉각적으로 효과가 나타났다. 그는 아내와의 말다툼도 하지 않게 되었고, 3일 안에 잠도 더 잘자고 피곤한 느낌도 없어졌다. 한달 후에는 더 이상 다른 어떤 증상도 나타나지 않았다. 그는 자석 치료는 하지 않았지만 아내와 함께 매주 운동을 했으며 매달 시아추 치료를 받았다.

다른 요법들

스트레스에 사용하는 자기요법을 성공적으로 증진시켜주는 치료들

- 이완요법(Relaxation Techniques)
- 시아추(Shiatsu)
- 아로마요법(Aromatherapy), 향기요법
- 마사지(Massage)
- 반사요법(Reflexology)

경제문제로 인한 스트레스 FINANCIAL STRESS

사 례

이름: 에밀리　나이: 25

증상

Symptoms

에밀리는 무직 상태인 엄마하고 살고 있으며, 알 수 없는 신체적 통증이 있었다. 주치의는 항우울제복용과 우울증을 치료하는 가까운 병원에 가볼 것을 권했다. 그러나 그녀는 그 병원치료를 위해 3개월정도 기다려야 했다. 상담을 통해 그녀의 경제적인 상황이 그녀에게 커다란 스트레스였다는 사실을 알았다. 그녀는 저축한 것이 없었으며, 삶에 대해 모든 것이 불안정했다. 자신감도 매우 낮았다.

치료

Treatment

에밀리는 물리치료나 스포츠센터에 갈 만한 여유가 없었다. 그래서 그녀와 같은 처지에 있는 아이가 딸린 친구와 짝을 맺어 서로에게 시간을 내도록 했다. 에밀리가 일주일에 하루 아침정도 아이를 돌보아 주고, 그 시간 동안 그녀의 친구는 단지 스스로를 위한 시간을 보냈고 정말로 원하지 않으면 쇼핑이나 집안일은 하지 않았다. 그 다음 아침에는 그 역할을 바꾸었다.

자석을 어깻죽지 상위부분에서 위로 2 cm(1in)정도 떨어진 곳부터 어깻죽지 아래 밑 5cm(2in)정도까지 척추 양 옆쪽으로 붙였다. 10일정도 자석을 그대로 두었고 3일정도 제거했다가 다시 10일정도 붙였다. 에밀리의 경제문제가 나아지지는 않았지만 그녀는 그러한 문제를 극복할 수 있었다. 그녀는 아이들과 좀 더 편안한 생활을 할 수 있었고, 삶을 즐기기 시작했다.

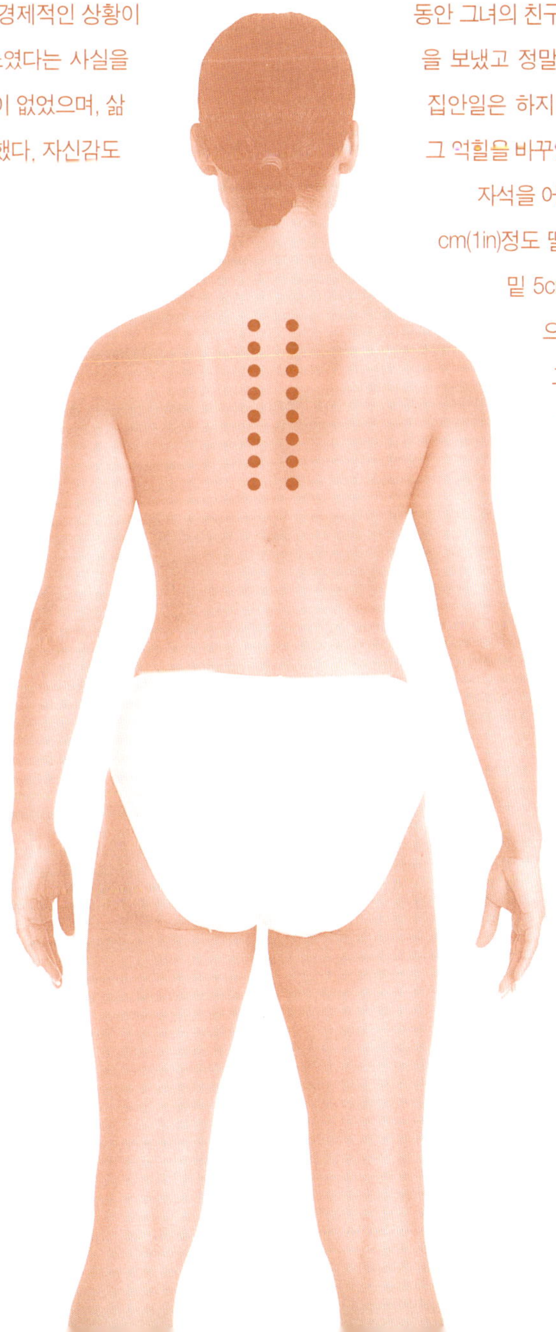

구역질
Nausea

구역질은 메스꺼워 하는 느낌이고, 구토는 입 밖으로 위안에 있는 내용물이 토출되는 반사작용이다. 구역질은 실질적인 구토 없이도 지속될 수 있으며 구토 후에도 계속될 수 있다.

구역질의 원인
Cause of nausea

뇌는 구토를 통제하고, 위나 내이에서 오는 신호에 따라 행동한다. 내이에서 오는 경우는 현기증에 구역질을 일으킨다. 위(stomach)에서 오는 신호는 대개 자극적인 음식을 먹거나 마셨을 때 일어난다. 정말로 싫어하는 어떤 것을 먹었다는 생각과 같은 강한 감정적인 반응이 뇌로 하여금 반사작용을 하게 하는 것이다. 극복해야할 만큼 과음하거나 바이러스나 박테리아 같은 원하지 않는 것들을 먹었을 때 위는 그것을 자극제로 본다.

임신을 하면 자주 구역질과 구토를 할 수 있다. 이것을 대개 '입덧(Morning Sickness)' 이라고 알고 있지만, 임신중의 구역질이 다 입덧이라고 할 수는 없다. 어떤 여성들은 전혀 그런 것으로부터 고통 받지 않는다. 마취제는 구역질을 일으키는 또 다른 원인이다. 그리고 '수술후 구역질(Post-operative nausea)' 은 수술 후 환자의 회복을 늦춘다.

많은 사람들이 멀미를 방지하기 위해 자석을 사용한다. 자석을 정확한 위치에서 움직이지 않도록 해야 치료가 효과적이다. 손목에서 자기밴드가 느슨해지면 경혈에 미치는 효과가 상대적으로 줄어 들 것이다.

주의사항

구역질 또는 메스꺼움이 지속되면 의사에게 진찰을 받아야 한다. 장기간의 메스꺼움은 탈수증을 일으킬 수 있다. 구토가 오랜 시간 계속된다면 물을 마시는 것은 중요하다. 만약 24시간 이상 수분보충이 되지 못하면, 즉시 의사에게 진찰을 받아야 한다.

압력 증가

Increasing the pressure

자석치료 중에 구역질이 다시 시작되면 자석을 약간 눌러본다. 이런 지압적 효과는 구역질이 증가될 때 약간 도움이 될 수도 있다.

구역질 예방

Preventing nausea

위에 자극을 주는 음식들을 피하는 것이 구역질 예방의 첫번째 방법이다. 이것이 불가능하다면, 건강식품 코너에서 위벽에 접촉하는 자극물을 막아주는 느릅나무 추출물을 취하도록 한다. 이러한 일을 하면서도 비활성의 물질을 포함해서 처방 없이 이용할 수 있는 다른 약물들도 있다.

자석치료

Treating with magnets

구토의 반사작용을 막기위해, 자석을 P6(내관)(전완 안쪽의 중간 선으로, 두 힘줄사이 손목주름위에서 손가락 3개정도의 넓이만큼 위인 지점), 그리고 전완 안쪽의 중간 선으로 손목주름 위에 둔다.

구역질의 느낌을 줄이기 위해서는 자석을 전완 안쪽의 중간 선으로 손목주름 위, 몸통 앞쪽으로 배꼽과 젖꼭지사이 1/3정도 아래에서 몸 중앙선으로부터 2cm(1 in)정도 떨어진 중앙선 양옆, 몸 중앙선으로 배꼽과 젖꼭지의 중간지점, 그리고 이 지점에서 2cm(1in)정도 위인 지점에 둔다

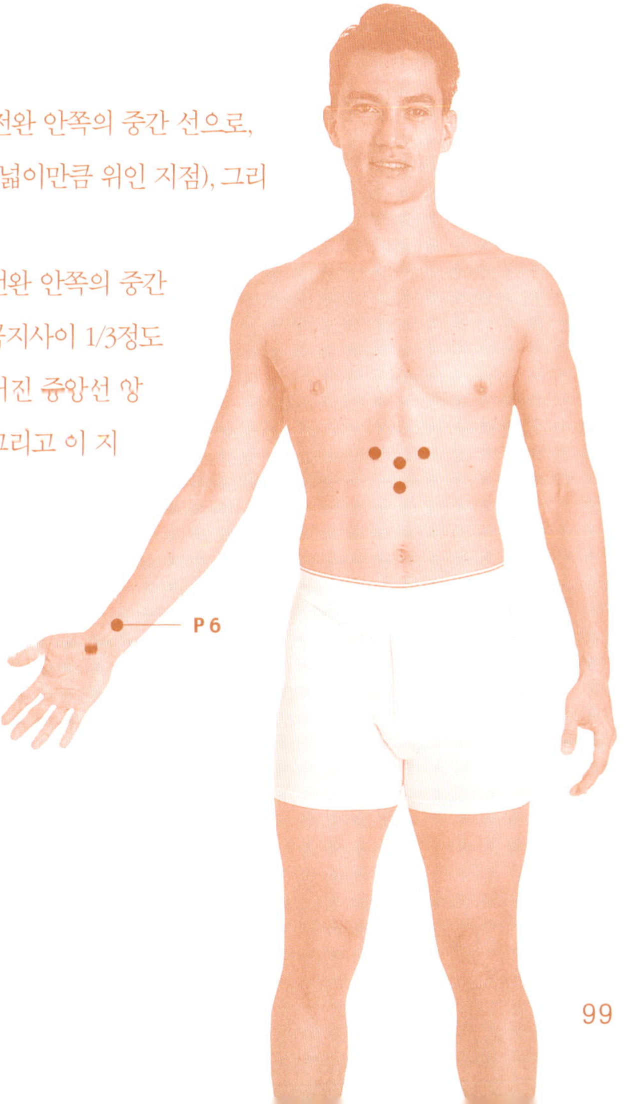

다른 요법들

구역질에 사용하는 자기요법을 성공적으로 증진시키는 치료들

- 침술학(Acupuncture)
- 시아추(Shiatsu)

입덧 MORNING SICKNESS

사 례

이름: 가브리엘 나이: 23

증상

Symptoms

가브리엘이 병원에 갔을 때 그녀는 임신 두 달째였다. 입덧으로 그녀는 괴로웠다. 그녀는 자주 아팠고, 일도 할 수 없었으며, 임신이 전혀 즐겁지 않았다. 산부인과에 가서 전문의에게 진찰을 받은 후, 그녀는 호르몬의 변화가 아마도 이러한 구역질을 일으키는 것이라고 생각했다.

치료

Treatment

자석을 가브리엘 손목의 **P 6(내관)**(전완 안쪽의 중간 선으로, 두 힘줄사이 손목주름위에서 손가락 3개정도의 넓이만큼 위인 지점)와 전완 안쪽의 중앙 선을 따라 손목 주름 위에 두었다(그림 참고). 구역질이 나는 느낌이 완전히 사라진 것은 아니었지만, 참을 수 있을 정도로 완화되었다. 한 달 후에 가브리엘은 임신의 어려운 단계는 다 지난간 듯 싶었고 구역질 느낌도 함께 사라졌다.

수술 후 구역질 POST-OPERATIVE NAUSEA

사 례

이름: 브라이언 나이: 79

증상과 치료

Symptoms and Treatment

수술을 한 후 회복 중에 있었던 브라이언은 구역질로 인해 괴로웠다. 자석을 위에서 설명한 대로 손목 안쪽에 붙였다. 그리고 그의 구역질은 이틀 안에 완전히 사라졌다.

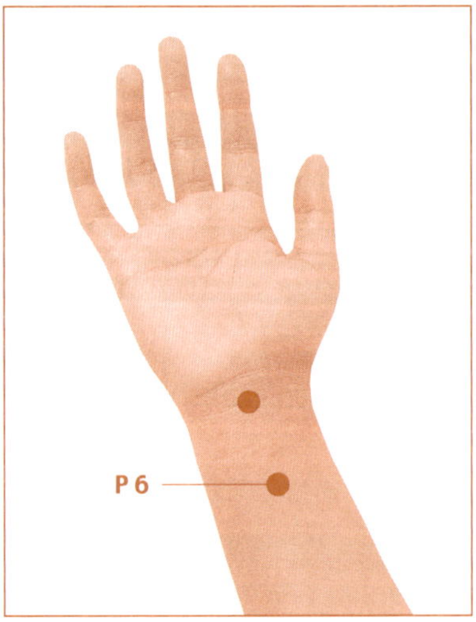

식사와 관련된 구역질 DIET-RELATED NAUSEA

사례

이름: 아담　　나이: 21

증상

Symptoms

아담은 항상 메스꺼운 느낌이 있어 병원에 갔다. 주치의는 다양한 검사를 그에게 행했지만 치료를 위한 외과수술은 하지 않았다. 상담을 통해, 그가 무질서한 식사 습관이 있다는 것과 주로 서있는 동안이나 운전을 하면서 빠르게 먹을 수 있는 인스턴트 음식을 먹는다는 것을 알았다. 아담은 음악을 위해서만 사는 재능 있는 음악가였다. 정신적으로 그는 거의 육체적인 면을 무시했다. 그러니 구역질은 집중력에 영향을 주었으며 결국에는 일에도 해를 미쳤다.

치료

Treatment

아담은 왼쪽 페이지에서 설명한 대로 손목 위에 붙였다. 그리고 다음과 같은 경혈에 자석을 두었다. 몸통 앞쪽으로 배꼽과 젖꼭지사이 1/3정도 아래에서 몸 중앙선으로부터 2cm(1in)정도 떨어진 중앙선 양 옆, 몸 중앙선으로 **배꼽과 젖꼭지의 중간지점**, 그리고 **이 지점에서 2cm(1in)정도 위**인 지점에 두었다. 그는 또한 몸을 편안하게 하기 위해 요가를 했다. 그는 여행과 일 스케줄로 정기적인 치료를 받을 수 없었지만, 두 번의 시아추 치료를 받았다. 아담은 샤워를 한 후에 다시 자석을 붙였고 적어도 7일 동안 자석을 그대로 두었다. 그런 후 그는 구역질이 줄었고, 식사습관을 개선하려고 노력했다. 그리고 긴장이 많은 활동을 하기 전에는 음식을 소화시킬 수 있는 시간을 갖도록 했다. 그 후 3주 동안 그는 7일간 자석을 붙이고 5일간 자석을 제거하는 주기를 가졌다. 그러고 난 후 그는 더 이상 그러한 증상을 갖지 않았다.

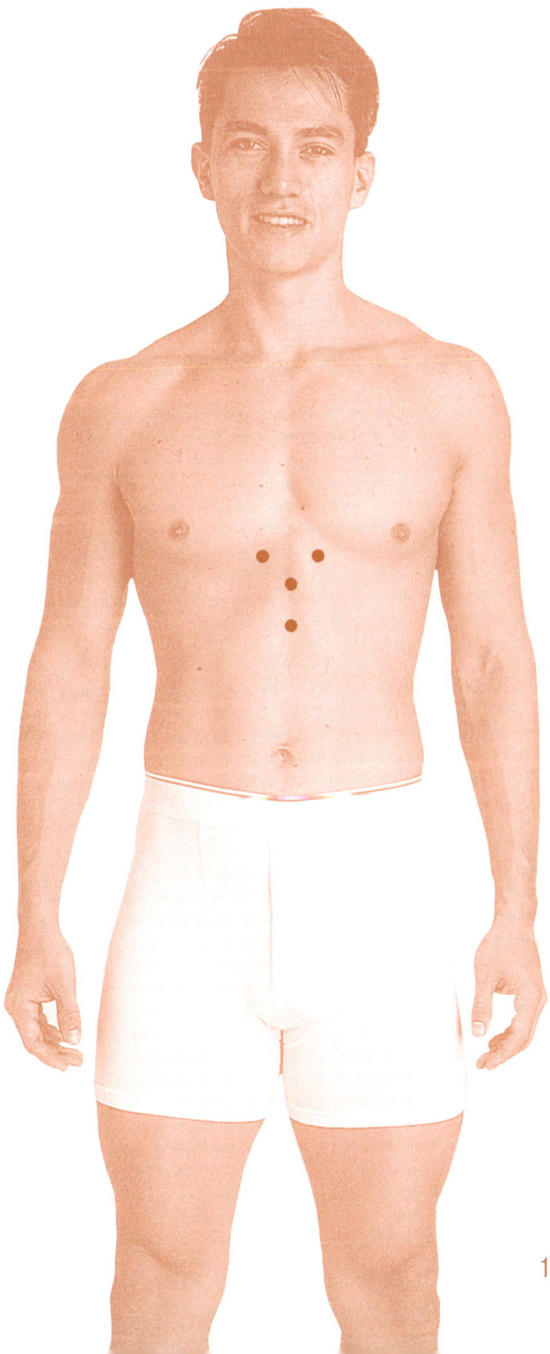

기타 자석 정보
Additional magnet information

다른 치료법과 함께 사용하는 자석
Using magnets with other treatments

무엇이 효과적인지 알아야 한다는 구실로, 동시에 하나의 치료만 사용해서 회복의 속도를 제한하는 것은 어떤 환자에게는 부당할 수도 있다. 건강관리의 첫번째 목적은 가능한 안전하고 빠르게 회복시키는 것이다. 그러나 두 번째로 중요한 목적은 치료동안에도 삶의 질과 즐거움을 보증하는 것이다. 예를 들어, 암 치료를 위해 사용하는 화학요법이 주요목적을 성취하기 위해 일시적으로 삶의 질을 감소시킬 수 있다.

회복속도를 향상시키기 위한 결합요법(combining therapy)이 더 바람직하다. 상대적으로 저렴하고 자기관리적인 자연치료들을 현대 의술과 중재기술(intervention techniques)에 결합하는 것은 개별적인 치료들의 총량보다 더 빠르고 나은 효과를 줄 수 있다. 그러나 모든 의학과 건강의 문제에서는 아무것도 확실한 것은 없다. 모든 사람은 개별적이어서 화학적인 물질대사와 심리적인 반응이 다양하기 때문이다.

전체론적 접근
The holistic approach

현대의 전통적인 의학에서는 '치료(cure)' 라는 것이 특별한 질환을 제거하는 것이라고 본다. 그래서 같은 환자가 치료되지 않은 다른 질환을 가지고 있다고 하더라도 서로 영향을 주는 것이 아니라고 생각한다. 반대로, 전체론과 민간요법을 하는 치료사들은 '치료(cure)' 라는 용어를 사용하기 싫어한다. 왜냐하면, 증상의 한 부분을 제거했다고 해서 그 환자가 완전히 건강한 상태라고 보지 않았기 때문이다. 건강을 해치는 근본적인 원인은 여전히 존재하고, 그래서 같은 증상이거나 새로운 증상으로 가장된 다른 증후는 언제든지 나타날 수 있다. 이것은 새로운 병이 아니라, 단지 옛날에 있던 증세가 바뀐 것이다.

다른 치료들과 함께 하는 효과
Working with other treatments

이 책에서 말했던 사례와 같이 자기요법을 다른 치료와 함께 사용할 수 있다. 시아추, 마사지, 방향요법 또는 반사요법 사이에 사용하는 자석이용은 다른 모든 치료의 치료상의 가치를 향상시키는 유효한 효과를 준다.

> **주의사항**
>
> 만약 심장박동 조절장치나 다른 전기기계 기구를 착용하고 있다면 자석을 사용해서는 안 된다. 자석을 동종요법 치료제와 같이 두지 말라. 그러나 자기요법과 동종요법은 결합요법의 한 부분으로 사용될 수 있다.

건강하지 못한 상태로 인한 감정적이고 정신적인 증상을 치료하기 위한 꽃치료와 신체적인 문제를 직접적으로 치료해 주는 자기요법을 결합하면 균형있는 전체론적 치료를 할 수 있다. 자석을 붙인 상태에 허브약제를 사용하는 것도 정신과 신체의 증상을 개선할 것이다. 경혈에 사용하는 자석은 화학약품에 역효과로 작용해서는 안 된다.

자기요법과 다른 치료동안에 대처전략으로 진통제를 사용하는 것은 상식적인 일이며 안전적이다. 이때 진통제는 알레르기 반응이 없는 것으로 또는 오랜 기간 사용하지 않도록 적당량을 복용해야 한다.

전자 기구

Electromagnetic devices

자력의 간헐적 진동 또는 파장을 제공하는 전자기 기구들은 더 많아지고 정교해 지고 있다. 자기유도로 인한 파장의 증가는 인체 조직이 허브 강장제와 같은 것으로부터 필수물질을 흡수하도록 돕는다. 이것은 동시에 다양한 요법을 결합한 효과가 개별적인 치료의 효과보다 더 크다는 것을 보여준다.

경험이 많고, 숙련된 제조업자들도 그들이 파는 전자기 기구가 단지 이로운 효과만을 갖도록 아주 조심스럽게 사용하고 있다. 강력한 전자기 기구는 해로움을 주는 잠재성도 매우 크다. 그래서, 이러한 기구 주변에 있을 때는 주의가 요구된다. 강력한 공업용 송신기 제조업자들도 송신기가 매우 활동적일 때는 직원들이 그것들과 함께 일하지 않도록 한다.

주의사항

Using caution

해로움을 일으키지 않으면서 치료능력이 강한 것들은 거의 없다. 변화를 일으킨다는 것은 바람직스럽지 않은 변화 또는 부적절한 변화, 즉 상해를 줄 수 있다는 것이다.

부러진 뼈 치료

Treating broken bones

물리적인 치료와 진통제를 함께 사용하는 자기요법은 단기간 대처전략으로서, 치료속도를 증진시킨다. 만약 부러진 사지에 딱딱한 깁스를 했다면, 작은 자석을 그 깁스 위와 아래에 둔다. 상처에 반창고를 했다거나, 롤붕대로 감쌌다면, 자석은 그 안에 둔다. X레이를 찍을 때는 자석은 꼭 제거해야 한다.

균형있는 식사를 하고, 허브 약초와 영양 보충제를 사용하는 것은 선제석인 치료진행을 빠르게 하고 골절된 뼈를 더 강하게 해준다.

비타민 C는 인체 조직을 회복하기 위해 필요하다. 아플 때나 상해로부터 고통을 받고 있을 때 비타민 C의 양을 증가시킨다. 골절을 치료하기 위해서는 칼슘과 다른 무기질이 요구된다. 이러한 영양소들은 치료기간과 회복기간 동안에 식사로 충분한 양을 섭취해야 한다. 식사에서 이러한 섭취가 부족하면 치료를 지연시킬 것이다.

자석사용은 혈류 개선과 손상된 부위로의 영양소 운반에 도움을 준다. 식사를 통해 이러한 영양소를 제공해 주어야 하며, 그것 중에 하나가 칼슘이다. 칼슘을 제공해주는 음식은 우유뿐만 아니라 다양하다. 푸른 야채의 줄기에도 칼슘이 풍부하다. 그리고 좋은 다수의 영양학 책들이 있으며 많은 회사에서 영양 보충제들을 팔고 있다. 좋은 식사가 어떤 것인지 그리고 영양 보충제를 먹어야 되는지를 알고 싶다면, 주치의나 자격 있는 영양학자에게 물어보도록 한다.

외상의 후유증으로 몸무게가 줄어들지 않게 조심해야 한다. 이러한 상황에서 몸무게의 10 % 이상이 줄어든다면, 임상적으로 중요할 수 있다. 연구결과, 불충분한 영양물은 기분에 영향을 주고, 이것은 우울증의 원인이 되며, 다시 식욕에 영향을 주는 악순환을 낳는다.

월경통 치료

Treating menstrual pains

월경통 완화를 위한 자기요법은 동종요법 치료약인 조직염제(tissue salts), 정확히 말하면 '생화학 조직염제(biochemic tissue salts)' 의 사용과 함께 그 효과를 강화할 수 있다. 마그네지아 포스포리카(Magnesia phosphorica)도 경련을 완화하도록 돕는다.

류머티즘과 관절염

Rheumatism and arthritis

어떤 전문가들은 음식이 류머티즘과 관절염의 통증을 완화하는 효과가 있다고 주장한다. 류머티스성 통증은 인체 안에서 일어나는 산알카리성의 균형이 방해를 받아서 생기는 것이며, 이러한 방해는 영양소의 불균형으로 나타나는 것이라고 말한다. 그래서 그들은 알카리성 음식이 많은 식사는 이러한 문제를 감소시킨다라고 주장한다. 그와 같은 식사와 함께 통증이 있는 곳에 자석을 사용할 수 있다. 식사만의 변화는 그 효과가 천천히 장기간에 걸쳐 나타날 것이다. 반면에, 자석사용은 식이요법의 효과와 함께 좋은 단기간의 대처전략일 수 있다.

스트레스 치료

Treating stress

자석과 꽃치료제를 결합해서 스트레스를 치료하도록 권장하고 있다. p 94, 97에서 설명한대로 자석을 등에 두고 꽃치료제로 올리브와 환자에게 맞는 다른 꽃치료제를 함께 사용함으로써 신체와 정신을 새롭게 하면 커다란 효과를 가져올 것이다.

식물성장에 영향을 주는 자석
Effects of magnets on plant growth

자석이 식물과 같은 생물 유기체에 영향을 주고 있다는 것을 입증하기 위해서 많은 연구들을 수년간 해왔다. 성장률에 영향을 주는 자기장의 힘은 영양분의 흐름과 유기체의 에너지, 즉 생물체 안에서 성장하는 에너지를 증진시키는 것이다.

자석과 함께 하는 실험
Experimenting with magnets

3개의 작은 화분에 같은 수준으로 퇴비를 채우고 그 다음 각 화분에 겨자씨를 심는 '식탁(Kitchen-table)' 실험을 한다. 각 화분에 숫자나 글자로 표시한다. 첫 번째 화분 밑에 자석을 N극쪽이 화분 밑쪽으로 닿도록 둔다. 두 번째 화분에는 S극쪽이 화분 밑쪽으로 닿도록 똑같은 크기의 자석을 둔다. 이 자석들은 어린이들이 실험할 때 사용하는 것으로 하면 이상적이다. 세 번째 화분에는 자석을 두지 않는다. 같은 시간에 같은 양의 물을 각 화분에 준다. 이때 항상 같은 곳에서 나오는 물을 사용하도록 한다. 언제 눈에 보이는 첫번째 성장이 있었는지 그 시간을 기록하고 그 다음 일주일 동안 매일 그 성장을 측정한다.

거의 확실하게 3개의 화분에서 자라는 성장의 차이를 볼 수 있다. N극에 닿아 있는 화분이 가장 크게 성장할 것이다. 그리고 자석이 없는 화분이 그 다음으로 크게 성장해 있는 것을 볼 것이다. S극이 닿아 있던 화분은 건강해 보이지 않는 식물이 있을 것이다. 이 실험은 자석이 성장률에 영향을 준다는 것과 자석의 극에 따라 성장률에 다르게 영향을 준다는 것을 보여준다.

자화수
Magnetized water

이름에서 암시하는 것처럼, 자화수(Magnetized water)란 자기의 영향을 받은 물이다. 그러나 자화수는 철 막대기가 자력에 영향을 받아서 자석이 되는 것처럼 그 자체가 자기를 띠게 되는 것은 아니다.

왜 자화수를 마시는가?
Why drink magnetized water?

자석을 치료로 사용하는 사람들은 병이 있는 동안 자화수를 마시도록 권장하고 있다. 자석이 물에 노출되어 있는 시간과 소비되는 양에 대한 실험으로 각각의 환자들에게 무엇이 가장 효율적인지를 알아보는 것이 필요하다. 사용되는 자석의 세기에 따라서도 그 영향의 정도가 다르다. 자기요법의 대가들은 마시기 전에 각 극으로 따로 자화수를 만들어서 같은 양으로 섞도록 권하고 있다. 어른의 경우는 아침을 먹기 전에 그리고 점심과 저녁을 먹은 후에 60 ml(2 fl oz) 정도를 마실 것을 제안했다. 자화수로 물을 준 식물 또한 그렇지 않은 경우보다 더 잘 자랐다.

자화수를 만드는 방법
How to magnetize water

비어있는 그릇에 자석을 매달아 놓고 천천히 그 그릇 안으로 물을 넣어서 물이 자기의 영향을 받도록 한다. 다른 방법으로는, 물이 들어 있는 그릇에 자석을 넣고, 적어도 8시간동안 두는 것이다. 이 방법의 단점은 자석이 균이 없어야만 하는데 물을 위험하게 오염시킬 만큼 녹이 쓸 수 있는 충분한 시간이라는 데 있다. 세 번째 방법은 자석 위에 물을 가득 채운 납작한 그릇을 두고, 마시기 전에 8시간동안 두는 것이다. 아직 증명된 것은 아니지만, N극을 그릇 바닥쪽으로 닿도록 해서 자화수를 만드는 것과 S극을 닿도록 만드는 것은 다른 효과를 가져온다.

용어
Glossary

침술(acupuncture) 병을 치료하기 위해 경락을 따라 경혈에 피부 안쪽으로 바늘 끝을 찔러 사용하는 한의학.

급성(acute) 만성(chronic) 과 달리 빠른 발병, 심각한 증상 그리고 명확한 기간으로 나타나는 병을 설명하는 것이다.

분사(atom) 더 이상 분할할 수 없는 최소 단위인 미립자이다. 지금은 원자와 하전한 이온으로 구성되어 있다고 알려져 있다.

연골(cartilage) 치밀한 결합조직으로 매우 강하다. 인체 안에서 기질에 따라 연골의 종류를 나눈다. 연결하는 기능은 매우 중요하다. 연골에 상해를 입으면 스스로 회복하기 어렵다.

척추교정(chiropractic) 척추 조작에 의해 몸의 질환을 치료하는 체계.

만성(chronic) 급성(acute)과 달리 점차적인 발명과 서서히 진행되면서 오랜 기간을 앓고 있는 병을 설명하는 것이다.

전자기유도(electromagnetic induction) 철선 가까이에 자석을 움직이면 그 선에 전류를 유발시킨다. 이것은 전선 코일 안에서 전류를 만들기 위해 그 코일 안에서 자석이 회전함으로써 대개 발생된다. 자석의 운동에너지가 전선코일 안에서 전류에너지로 바뀌는 것이다.

원소(element) 전체를 만들기 위한 기본의, 또는 더 이상 줄일 수 없는 물질의 하나.

효소(enzyme) 미량의 촉매로 활동하는 단백질. 이것은 인체의 생물학적 진행을 빠르게 하고 촉진한다. 소화과정에서 사용되는 것과 같은 인체에 중요한 역할을 하는 효소들이 많다.

유리기(free radical) 불안정한 산소 유도 분자로서 안정된 상태가 되기 위해 다른 분자와 결합하려고 한다. 이러한 과정에서 결합하려고 한 분자에 손상을 입힐 수 있다. 자유라디칼은 방어체계의 한 부분으로 인체에서 사용되고 있지만, 또한 이것은 노화진행과 조직손상에 기여하기도 한다. 오염과 현대의 도시 생활은 자유라디칼로의 노출을 증가시키고 있다.

가우스(gauss) 자석의 상대적인 세기를 측정하기 위해 사용하는 단위. 예를 들어, 800-가우스 자석은 200-가우스 자석보다 4배정도 강하다. 대체단위는 테슬라(tesla)이다. 1테슬라는 10,000가우스와 같다.

헤모글로빈(haemoglobin) 적혈구가 빨간색이 되도록 하는 분자로 몸 안에서 산소를 운반하는 매개체이다.

호르몬(hormone) 인체 주변에 정보와 신호를 전달하는 화학 메신저.

이온ion(이온교환 ionic exchange) 하전된 원자 또는 원자단. 이온교환은 이러한 하전된 미립자가 용액에서 불용성 고체로 교환되도록 하는 메커니즘이다.

인대(ligament) 뼈와 연골을 연결하고 근육을 유지하며, 관절운동을 제한하는 단단한 결합조직의 대.

경락(meridian) 한의학에서 사용하는 체내의 에너지 경로. 에너지는 계속되는 순환으로 체내에서 흐른다. 대부분의 경락도가 서로 연결되어 있지 않게 그려져 있지만 경락들은 전 체내로 에너지를 인도하는 연속된 하나의 경로로 형성되면서 연결되어 있다.

쑥뜸(Moxibustion) 치료의 효과를 얻기 위해 경혈에 온열을 가하는 한의학 방법.

정골요법(osteopathy) 뼈, 근육 그리고 관절 조작을 기본으로 하는 치료 체계.

생리학(physiology) 생명체의 기능을 설명하는 과학학문. 육체가 작용하는 방법을 어떻게 볼 것인가에 대한 설명이다.

단백질(protein) 모든 생명체에 있는 필수적인 성분인 유기 화합물로 수 많은 아미노산으로 구성되어 있다. 체내에는 각각의 역할을 이행하는 여러 종류의 단백질들이 있다(효소 참고). 어떤 단백질은 근육에 관련된 유기 조직의 물질을 형성한다. 인체는 음식 안에 있는 단백질을 아미노산으로 분해해서 선택된 아미노산을 인체가 필요로 하는 특정 단백질과 다시 결합한다.

건(tendon) 근육을 뼈나 다른 부분에 부착시키는 탄력성 없는 조직.

조직(tissue) 특별한 기능(움직임 같은 것)을 하기 위해서 인체의 특별한 부분을 형성하도록 함께 조화를 이루는 다양한 세포의 모임. 조직의 집합체는 기관(심장 같은 것)을 만든다. 결합조직은 기관을 지탱하고 그들 사이의 공간을 채운다. 그리고 건(tendon)과 인대(ligaments)를 형성한다.

척추(vertebra) 등뼈(backbone)를 이루는 33개의 뼈 중에 하나이다. 각 척추는 그 안에 구멍이 있으며, 척수가 뇌 쪽으로 연결되어 있다. 그리고 척추가 서로 마찰이 일어나지 않도록 연골 디스크로 구별되어져 있다.

참고서적
Further reading

자석으로 하는 치료(Healing with Magnets), Gary Null. London: Robinson Publishing, 1998

일반 병에 대한 자석 치료(Magnetic cure for Common Diseases), Dr H.L. Bansal and Dr R.S. Bansal. Delhi: Orient Paperbacks, 1983

자기요법(Magnet Therapy), Ron Lawrence, Paul Rosch and Judith Plowden. Rocklin, California: Prima Publishing, 1998

자기요법(Magnet Therapy), Holger Hannemann. New York: Sterling Publishing, 1990

참고
Resource

자기 기구와 장비 공급원 Suppliers of magnetic devices and equipment

AUSTRALIA

Mother Earth Magnetic Products Pty Ltd
PO Box 311
Port Adelaide
SA 5015
www.motherearth.com.au

Majesty Magnet Pty Ltd
42 Cocos Drive
Bibra Lake
Western Australia 6163
Tel: 618 9494 1888

UK

Robinson Healthcare
Waterside
Walton
Chesterfield
S40 2YW
Tel: 01246 220 022 Fax: 01246 559 929 Distributes sets of small magnets through major chain-store pharmacies in the UK

Snowdon Health Care
Palmer House
11 Radcliffe Road
Nottingham NG2 5FF
Tel:01159141 144
0800 0264663
email: snowdenhealth @proweb.co.uk

Magnetic Therapy Ltd
Freepost (9954) Worsley Manchester M28 9JA Tel:0161 793 5110
www.magnetictherapy.co.uk
Supplies a wide range of magnetic bandages and specialist-made items

Duiwich Health
130 Gipsy Hill London SE19 iPl
Tel: 020 8670 5883 Supplies equipment to reduce the adverse effects of environmental geopathic and magnetic stress

Acumedic Centre
101-5 Camden High Street
London NW1 7JN
Tel: 020 7388 5783

Em Dl
Felaw Maltings Ipswich 1P2 85J Suffolk
Tel: 01473 407333
Fax: 01473 407334
www.empulse.com Also provides information on local therapists

Magno-Pulse
Cromhall Farm
Easton Piercy
Chippenham
Wiltshire, SN14 65U
Tel:0117 971 710

USA

Magnetsheal.com
239 Acoma Street 106
Denver
Colorado 80223
Tel: 303 722 1434
Info@magnetsheal.com
www.magnetsheal.com

Nikken Inc.
10866 Wilshire Boulevard
Suite 250
Los Angeles
California 90024
Tel: 310 446 4300

Enviro-Tech Products
17171 SE 29th Street
Choctaw
Oklahoma 73020
Tel: 405 390 2968

Bioflex Medical Magnets Inc.
3370 NE Fifth Avenue
Oakland Park
Florida 33334
Tel: 954 565 8500
Info@bioflexmagnets.com

보완대체치료센타 Where to find a practitioner

AUSTRALIA

Tony Byrne
Unit 6/22
Guy Street
Broome
Western Australia 6725
Freecall 1800 888 464

UK

Shiatsu International
Maulak Chambers
The Centre
High Street
Halstead
Essex CO9 2AJ
Tel: 01787 220 373

british biomagnetic Association
The Williams clinic
31 Marychurch Road
Torquay
Devon TQ1 3JF

Council for Complementary and alternative Medicine
63 Jeddo Road
London W12 9HQ
Tel:020 8735 0632

Institute for Complementary Meedicine
PO Box 194
London SE16 1QZ
TEL:020 7237 5165

Guild of Complementary Practitioners
Liddell House
Liddell Close
Finchampstead
Berkshire RG40 4NS
Tel: 01189 735 757

USA

Thomas Szulc Md.
720 Old Cantry Road
Plainview
NY 11803
Tel: 516 931 1133

Advanced Magnetic
195 Stock Street
Hanover
PA 17331
Tel: 717 632 0300
www.amripa.com

색인
Index

감사의 글
Acknowledgements

Author's Acknowledgements
The author would like to thank the following organisations that have supplied information that have greatly assisted in the writing of this book: Digital Health Research Ltd; Magnetic Applications Ltd; Magnetic Therapy Ltd; Snowdon Healthcare Ltd; Duiwich Health.

Eddison~Sadd Editions
Eddison Sadd Editions would like to thank Richard Whitehead and Magnetic Therapy Ltd for providing the products shown on page 13. To order a catalogue call 0161 793 5110, fax 0161 728 5055 or visit the website at www.magnetictherapy.co.uk.

Commissioning Editor Liz Wheeler
Editors Nicola Hodgson and Helen Ridge
Proofreader Michele Turney
Indexer Helen Smith
Art Director Elaine Partington
Senior Art Editor Hayley Cove
Art Editor Rachel Kirkland
Production Karyn Claridge and Charles James

Photographs on page 13 by Stephen Marwood
Models Michael Cooper and Melody Woodhead